なにもしたくない歯医者

削らない歯の治療をめざして

歯学博士　松本正

三一書房

目次

はじめに

今でこそ鍼治療のことはよく知られていますが、以前はほとんど知れわたっていませんでした。一九七二年、当時の米大統領ニクソンの訪中時に随行記者のひとりが体調不良となり鍼治療の処置を受け回復したことが内外に大きく報道されたことから注目を浴びて、広く知られるようになりました。

私はそれより以前の一九六七年、まだ日中国交がない時代でしたが、たまたま中国を訪れる機会があり、病院見学をしたことがありました。そのとき病室の入院患者全員が鍼麻酔を受けているという、これまで見たことのない異様な光景に遭遇し衝撃を受けたことを忘れません。

皆に認められるようになるには時間がかかるのでしょうが、良いものはいつか必ず認められるのだと思います。

前回の東京オリンピック（一九六四年）のとき、人類は一〇〇mを一〇秒で走るのが限界と考えられていました。ところが今の記録は九・五八秒、また体操競技もその難度は当時と比べると素人が見ても比較にならぬほど進化しています。限界はあると思いますが、常識は変わるのです。今は「ニュー・ノーマル」などと言われる時代です。自分が感じられないからあり得ないと思いがちですが、例えば気圧差がわかる人がいます。低気圧が来ると頭痛が起こる人もいます。感じない人にとっては信じられない事柄です。私もわからないほうの人間ですが、現実に気圧差を感じる人がいることを知っています。目で見えるものだけが全てではありません。星空は夜にだけ出現するのではなく、常に天空に存在しています。昼は見えないだけのことです。

もともと私は器用な手を持っているわけでもなく、外科嫌いで心配症です。この職業をやっている限りやむなくやってきましたが、万一アナフィラキシーに遭遇してしまったらどうしようと考えたら（とりあえずアナフィラシキー補助治療剤エピペン、AED、モニターを準備している）、麻酔も怖い、薬も怖い。幸いにこれまではなんとか平穏に過ぎてきました。でも運が良かっただけかもしれません。私の同級生に元日航のパイロットがいますが、彼も怖がりで、航行中、前方に乱気流があると「時間のロスにはなるが遠回りしていた」と話していました。外見はたくましく怖がりには見えない彼ですが、「多くの人の命を預かる立場としては基本的にはパイロットは怖がりのほうが良い」と話してくれました。彼と私にはどこか共通する部分があるなと感じました。

しかし目的を達成するには逃げてばかりというわけにはいきません。歯科医として暗中模索し、いろいろなことを学ぶうちに、体のバランスが良くなれば、それだけで危険な思いをしないで良くなることもあるということが少しずつわかってきました。

最初に目覚めたのは一九八七年のことです。武蔵野市の歯科医師会総会に出たとき、挨拶に立った当時の会長が「腰が痛いので座らせてもらいます」とおっしゃっていました。このとき痛みをこらえる辛そうなご様子でしたが、顔の一部に気になる箇所がありました。それで休憩時間に会長のもとを訪れ、気になった頬骨の下にある下関というツボを触らせてもらい、ちょっとした施術をさせてもらいました。このツボは腰痛に関連したものです。

次の日のことです。会長からわざわざ自宅に電話をいただき、「あの後、すごく良くなった」と大変喜んでいらっしゃいました。

私自身狐につままれた気分でしたが、このことがこの道に入る、まさにきっかけとなったように思います。

『なにもしたくない歯医者』とは、やる気のない歯医者の印象を与える表題かもしれませんが「やる気」がないわけではありません。歯を削ったり、注射をしたり、抜いたりしたくないのです。従来の治療法は虫歯になったら削る、詰める、痛くなったら神経をとる、根だけになったら抜く、このようなことの繰り返しで、結果に対する対応でしかありませんでした。当該歯牙は痛くてもそれは第一の原因ではなく、別のなにかに起因した結果かもしれません。真の原因を探り、その対応をすることで問題が起きている箇所の歯を触ることなく改善出来れば一番良いのです。

これは、治療しても、その後再治療をせざるを得なくなった過去の自分の治療の反省から来ています。不自然な力がつねにどこかの歯にかかり、それで痛んだとすると、その歯だけでなく、それを起こす原因箇所を取り除いてあげないと再び問題を起こします。症状はサインなのです。

たとえばＣＷ療法（後述）では〈重力バランス〉を整えることにより、同じ源から生じる、肩こり、腰痛、膝痛、頭痛、不定愁訴が同時に解決することがあります。第一の原因は歯ではなく〈重力バランス〉の崩れにあったと考えるのです。私は未熟で未だすべてに対応出来るわけではありませんが、今までにない症状改善を多数経験して、従来の真っ先に削る処置中心のやり方に疑問を抱くようになりました。わずかの刺激でも反応するのが人体ですから。

以前から東洋医学には興味を持っていましたが、一九八七年の腰痛への施術後、伊藤修先生のハンドトリートメントを学ばせていただきました。またＣＷ療法の伊東聖鎬先生には私の臨床の基礎を作っていただき、転換の機会を与えていただきました。さらに癒道整体へ入り込むきっかけをいただいた井村和男先生、指導いただいた佐藤智信先生、また今まで永く付き合いここまで連れてきてくれた患者さんたちに感謝いたします。

第1章

歯医者という仕事

「総入れ歯」を専攻

歯科医になって五〇年、吉祥寺で開業してからも四〇年を越えます。これまで一生懸命やってはきましたが、いつもうまくできていたわけではありません。未だにこれで良いのか、患者さんに我慢させてきたことも多々あったのではないかと思うことがあります。

父が歯医者で、もともと吉祥寺の今の場所でやっていました。私の家は有名だったみたいです。「吉祥寺にこんな（レトロな）家がある！」って、週刊誌に載って（笑）。今のビルになったのが二〇〇四年です。

父は長男の私に継がそうと思っていました。それで、しょうがなしに歯科医になったんです。最初は面白くなかったんですが、やっているうちに面白くなってきました。

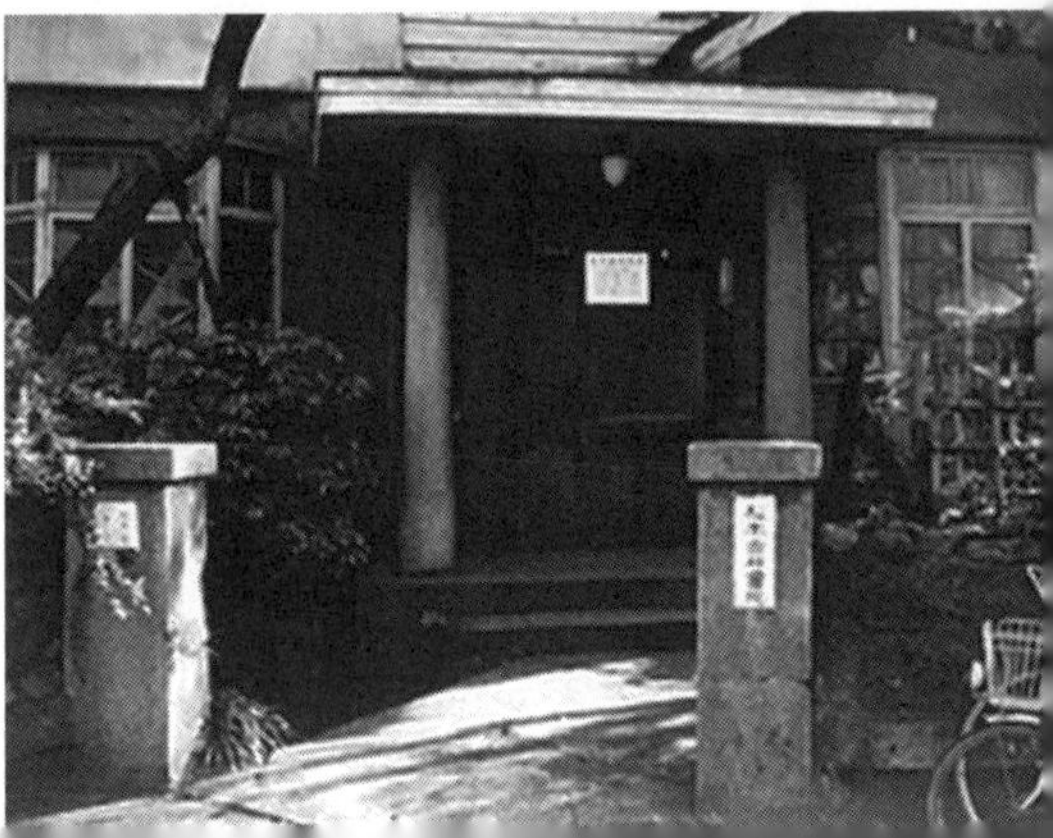

かつての松本歯科

大学は大阪大学、その後、東京医科歯科大の大学院に進みました。専門は「総入れ歯」です。

医科に内科、外科、小児科、耳鼻科、眼科、皮膚科等、いろいろの専門があるように歯科にも口腔外科、保存、補綴、矯正、小児歯科等、いろいろの科があります。

補綴科の中でもいくつかに分かれていますが、私が選択したのは総入れ歯をメインにした科でもっとも歯科らしい科だと思います。

総入れ歯は口の周りの筋肉の動きに合わせた型取りから始まり、いくつもの過程を経て出来あがった石膏模型の上で人工の歯を並べます。

通常は技工所に依頼しますが、私は外来を終えた後、この配列という作業を自分で行なってきました。歯が残っているときはそれを参考にできるのですが、歯が一本もないときは参考となるものがないので一本一本自分の感覚で並べていきます。時間を取られて大変な作業ですが、その人の本来の歯の位置、理想の位置を無地のキャンバスに絵を描くように並べます。ただ場合によってはやたらと難しいことがあります。

このようなときは咬合採得《こうごうさいとく》という上下の顎の関係が間違っていることがよくあるので、再度その処置からやり直します。

自分で並べるからこそ見えて来るものがあります。外注すると綺麗に仕上げてくれるのでその辺が見えてきません。脳外科の手術では気楽に再度手術とはなかなかいかないでしょうけど、人工歯の配列を何度でもトライできることは私にとって咬合を学ぶ上でとても勉強になりました。

口のなかはときどき変わる

長年具合良く使っていた入れ歯が顎の経年変化により、具合悪くなってくることがあります。それはままあることなのですが、総入れ歯のケースで朝具合が良かったのに夕方具合が悪くなるようなことが稀に起こります。以前はなぜなのかよく理解できませんでした。

入れ歯が短期間にそんなに変化することはありえませんので、顎が微妙に変化したと考えられます。その変化はまた首から下の変化に関連しています。朝は元気で良い姿勢だったのに、夕方疲れて猫背になり顎の位置も微妙に変化することがあるのです。総入れ歯は支える歯がないので密着性が頼りなのですが、その密着が崩れると入れ歯が落ちてくるとか、咬むと痛いところがでてきたりします。

このような場合、首から下の調整で途端に具合が回復することを経験しました。通常は入れ歯の痛く当たる部分を削って調整しますが、上手くいきませんでした。原因は入れ歯にはなかったのです。

少数の歯が残っている場合、それに頼れば一応外れにくくはなるのですが、欠損の大きい入れ歯は歯がメインに支えるのではなく顎の粘膜が力を負担するので、やはりバランスが重要となります。あまり残った歯に頼りすぎるとその歯もやがて失うことになります。

歯がなくなったら楽になるだろうと考え、全部の歯を抜いて総入れ歯にしたら良いだろうと考えている患者さんがいますが、とんでもない話です。完璧な総入れ歯を作るのは難しいのです。仮にうまく使えていても経年的に顎の骨が変化して痩せてきたり、あるいは入れ歯に口腔内が合わせざるを得ない不具合の入れ歯を長年使っていたために顎骨の吸収が起こってしまうことだってあります。総入れ歯にしたらあとはなにもすることがないから楽だと思うのはまちがいです。その点を考慮し私はなるべく総入れ歯にしないよう努力しています。

入れ歯は夜外す？

入れ歯の価値は入れていて快適か、不快かで分かります。外出から帰ったら外したくなるようではその入れ歯はその人のものになっていないということです。逆に外すと不快になる入れ歯はその人にマッチしていると言えます。入れ歯の人は経験していると思いますが一晩外しておくと次の日の朝、入れたとき違和感を感じます。特に歯周病のひどい人は入れられなくなってしまうことすらあります。入れ歯が入ってないと残っている歯が勝手に次なるバランスを取るため動いているからです。

　総義歯の場合、翌朝入れられないということはありませんが、外したまま寝ると夜間自然に出る唾液を無意識で飲み込もうとしたとき、本来上下の歯を咬み合わせて飲み込んでいるのにそれが出来ないため頬、舌がその代わりをして不自然な飲み込みをすることになります。もっとも口腔内が本来の状態ではないので唾液の出も悪く口渇気味なはずです。入れ歯があれば唾液の出もよく自然の飲み込みがしやすいのです。

　就寝時は入れ歯を外して、寝る前に義歯洗浄剤につけ置きするのを薦める歯科医が多いかと思います。その場合口腔内を休める、入れ歯の接する歯の自浄性が良い等の利点はありますが、うまく使えている入れ歯は残った歯にも歯茎にも優しいことがあります。

　入れ歯を入れて寝る利点を取るならば就寝前に入れ歯をしっかり洗い、できれば義歯用超音波洗浄器で完全に綺麗にして、また残存する歯もしっかり磨いて欲しいと思います。

　共に利点、欠点があるので最終的には入れ歯を入れて寝たときと外したときで起床時に体が楽なほうを選んでもらうよう勧めています。

理屈より自分の体は正直です。入れ歯を含め口腔内が綺麗なこと、嚥下が楽なことは高齢者に良くある誤嚥性肺炎に対して一番の対策であることを肝に銘じて欲しいです。

椅子のガタつきを直す方法

口腔内が良くなったときというのは、身体全体がその人の本来のバランスに戻ったときだといえます。痛みを取るだけのその場しのぎの処置では、形の上では相変わらず歪みの影響を受け続けるので、神経を取った歯は痛くない分よけいに力を受け、さらには壊れの方向となります。

ガタついている四つ足の椅子のことをイメージしてみてください。そのガタつきを直すのに足を削って合わせたとします。それでガタつきが直ればいいのですが、うまくいかないと別の足を削ってみたりして、しだいに元の椅子の足の長さそのものが短くなってしまう。ついには座椅子になっているかもしれません。でも視点を変えて椅子のガタつきを直すということであれば、短くなってしまっていると思われるところに別の素材を足してバランスをとってみてはどうでしょうか。この場合にはうまくいかなければその素材を調整すればいいのだし、最悪でも元の椅子の状態は保存されるといえます。

歯の治療も同じで、プラスチックの人工物をつけてバランスをとるときは、それで具合が悪ければ人工物の部分を削ればいいのです。自分の歯のほうを削ってしまってはおかしくなったときに同じ素材で戻せません。歯だって削るより、足すほうが安全です。

本来人工物の素材は硬すぎても柔らか過ぎても良くありません。自分の歯と同じ硬さと弾性が理想ですが、一〇〇％満たす物はありません。特にレジン系の素材は柔らかいのが難点です。最近のコンポジットレジン（CR）は以前と比べると品質が向上してかなり硬くなっています。さらに接着技術の向上で削らずに貼り付けることが可能となりました。その他にも被せる方法で良い素材も出てきていますが、被せる処置を選択した場合、一気に削る量が増えます。

ＣＲは貼り付けただけですので歯軋りの強い人や、やっとバランスが取れた人はすぐに弾き飛ばされたり、早期に減ってしまう欠点がありますが、安定したバランスが取れたときにはそれなりに良い状態を永く維持してくれます、奥歯にはちょっと無理がありますが前歯には欠点を受け入れてもそこそこ良い方法だと思います。また再処置の際も簡単に対応できます。

犬歯

ライオンのような猛獣やワニは咀嚼するとき主に顎を上下に、牛、馬は左右に動かしながら咀嚼しています。

これは牙《きば》（犬歯）の役割の違いによります。本来牙は威嚇の意味もありますが、ライオンは咀嚼時に斧のような歯の使い方をし、また牛は臼のような使い方をしているという肉食と草食の差でもあります。人で言えば犬歯の減ってない若者はライオン、犬歯のすり減った老人は牛です。

食べ物の好みも若者は肉食を好み、老人はあっさり系を好みます。噛み方も老人は牛のようにモグモグとした雰囲気になります。

長年使い、あるいは歯ぎしりなどで前歯、犬歯が磨耗したり欠損すると奥歯に負担がかかってきます。牛、馬は初めからしっかり根を張った奥歯を持ち、持ちこたえられるようになっていますが、人はもともと立派な奥歯を持ってないので早くダメになります。パラリンピックでは手足に障害がある選手が健常人以上に活躍しました。でも歯が一本もない人、入れ歯もない人はいなかったのではないでしょうか。手足がなくても歯があれば頑張れます。全ての歯は必要ですが、特に犬歯は牙であり「生命」そのものです。野生の動物は牙がないと生きていけないのです。犬歯がしっかりしていると奥歯に無理がかからず体のバランスも良くなります。

奥歯の過荷重を和らげるため、すり減った犬歯にCRというプラスチックを貼り付ける方法があります。犬歯誘導と言いますが、途端に奥歯の負担が軽くなり顎関節の無理もとれ体中のバランスの改善が見られることがあります。犬歯は根が全歯牙のうち最も長く頼りがいがあり支点の顎関節から離れているためそこにCRを貼り付けても荷重がかかり過ぎることはありません。うまくいくと顎、顔面に緩みが得られ、体の緊張が解け、その場で成果を得られることがありアンチエイジングにもなるだろうと思っています。

奥歯に主訴があっても虫歯にもなってない犬歯の処置から始めることもあり、説明したにも関わらずなかなか理解してもらえないこともあります。すべてのケースに対応出来るわけではありませんが、この犬歯にCRを貼り付ける処置は私の言う「削らない治療」にはなくてはならない方法です。

父の診療

父が現役の頃、患者さんがわんさか来ていました。たいしたものだと思いました。最初のころは父と一緒に診療をやっていたのですが、やがて近所の別のところで開業しました。結局そこで三〇年やることになったのですが、当初私のところには患者さんが全然来ない。父のところには遅い時間にもいっぱい患者さんがいるんです。

父が高齢になって医院の維持がむずかしくなってきたので戻ってきて、今のビルでまた一緒にやるようになりました。父は当時もの忘れなどがひどくなっていたんですが、それでも患者さんが来ていました。治療ができていたんです。患者さんも認知症気味の人が来るんですね(笑)。不思議なことに、それで成り立つ。両方が満足して終わるんです。人間的に深く入っているから成り立ったのだと思います。ビジネスでやるのではなくて。父は八五歳くらいまでやっていたかな。亡くなったのは九五歳。

削る処置が主流

若い頃、良しとしてやっていた削る処置が本当によかったのか、一〇

○%の自信はありません。でも当時はそれが主流だったのです。ですから今になって、『なにもしたくない歯医者』の本を書くなんてことは、今でも削る処置が主流である多くの歯科医の批判を招くであろうと推察されます。

なんでこうなったのか――そもそも私自身、削ることが大嫌いだからということです。私が患者として削られたこともあります。だからそのときの不愉快さについては十分認識しているといえます。

相手（私の場合は患者さん）の気分を良くしてお金を頂くのがふつうの商売です。お客さんも喜んで支払いをしてくれます。でも患者さんが治療後、「歯を削られた、抜かれた」とまるで被害者のような言い方をされることがあります。治療者としては寂しいですね。

私は歯が悪くなる原因の第一は〈バランスの狂い〉にあると考えています。もちろん歯科医として当然歯を削らざるを得ない、歯を抜かざるを得ないときはあります。

患者さんのなかにはいい歳をして歯医者も羨むほど歯も歯茎もピカピカの人が、ごくたまにですがいらっしゃいます。野生の動物には虫歯も歯周病もありませんから、これが本来なのだと思います。人も太古の時代にはそうであったはず。いつしか文明社会という崩れた生活を送ることにより、大昔にはすることのなかったことをしています。例えばジョギング――こんなことは現代が車社会だから必要になったもので、原始の生活にはありえません。

歯におけるブラッシングも、人が正しい食生活を送っていたら必要ないのかもしれません。でも現実にはしかたのないことで、私自身も含めて車のない社会や美味しい食べもののない生活は耐えられないと思います。

ブラッシングですべて片付くわけではない

削ることは結果に対応しているだけで真の原因に対応していないので

はないか。むしろなぜその歯を削らざるを得なくなったかということを考えるようになりました。一般的に皆に知れわたっている予防としてのブラッシングもそのような考え方に基づいたもので、大いなる成果を上げてきました。

ところがブラッシングをしてもそれだけで全て片付くわけではありません。そもそも歯を完璧に磨けている人はそんなに多くはいないのです。しっかり磨いていても虫歯になる人がいます。反対にろくに歯を磨いていないにもかかわらず、歯はピカピカ、歯茎も申し分のない人がいるのです。

この差は何なのでしょうか。歯そのものの成分に個人差があるのかもしれませんが、首から下のバランスというのが関係するのではないかと考えるようになりました。口腔内に起こるトラブルは口腔外の歪みの集積したものだと気づいたのです。その歪みを残したまま口腔を調整しても良い結果がえられないのではないかと。

その頃からハンドトリートメント、磯貝療法、操体法、構造医学、西野塾など、さまざまな療法を学び、特にCW療法（34頁参照）、癒道《いどう》整体（38頁参照）から大きな影響を受けることとなり、ある程度結果を出すことが出来るようになってきました。

インプラントについて

もともと私はインプラント慎重派で、多数の症例をこなしたわけではないので、あまり決めつけたことを言う立場にはありません。

初めてインプラントを行なったのは二〇年近く前になります。条件の良い症例だったので、途中小さい調整はしましたが、これまで大過なく経過しています。他にも今まで無難な症例を選んだため、失敗症例はなく条件が合えば素晴らしい処置だと思います。他院で処置されて素晴らしい経過をとっている患者さんも多数見ています。

私の考えでは顎骨の状態が良く、入れ歯でもそれなりに満足してくれるケースにさらに快適さを求めてインプラントにするのは良いと思います。

しかしながら入れ歯は体が受け入れてくれないからと言って、無理にインプラントにいくのは危険だと思います。しっかりとした咬み合わせが確立していれば受け入れてもらえますが、理由があって歯を失ったとすると、その原因を解決しないでいきなりインプラントに走るのは疑問です。すべての症状は必要な結果であることがあるのです。実は歯が欠けたり、虫歯になったり、歯周病で歯を失うのは全身的なバランスをとるためにそうならざるを得ないこともあるのです。

例えば片側の手に重いものを持った場合、誰でもその重さに対応して反対側に体を傾けます。それは自身の身を守る方策なのです。手に持ったものを捨てない限り正常な状態には戻れないのです。その状態で次善の対応として体を傾けているのです。

インプラントはしっかりと顎骨に結合してしまうので本来の正しい位置で落ち着いてくれていれば良いのですが、本来の位置でないところに結合されると入れ歯とは違って自分で外すことができず、かえって不具合が生じたり、抜けてしまうことすらあるのです。

　インプラントは治療が終わったらそれで終わりではありません。少なくとも一〇年は予後を診てあげないといけないと思います。私は現役歯科医としてそこまで自信がないのでだいぶ前からインプラント処置は行なっていません。

第2章

バランス・歪み・人の一生・歯の一生

人の体も自然も日々変化している

自然界はすべて重力の影響を受けています。水が低きに流れるようにすべての事柄はバランスを取る方向に向かっています。地球規模で言えば太陽の影響を受けて海水が温められ、その結果、蒸発して雲になります。雲は限界を超えると雨になって地上に落ちてきます、そして大地を湿らせ川になり再び海に流れ込みます。

バランスは一時的に安定していても常に変化しているので好天はいつまでも続かないし、また止まない雨もないのです。そしていつも次のバランスを取りにいきます。日本には四季があります。四季は間違いなく毎年繰り返し、春になると閉鎖的だった冬から目を覚まして木々が生きとしてきます。夏は暑く、秋になると涼しくなり、冬は寒い――の繰り返しですが、決して全く同じ繰り返しではないのです。だから四季にも何か以前と違うものを感じたりするのです。

人の体も日々変化していきます、医療においても、症状に対していつも同じ対応ではダメなのです。人それぞれ違い、時期が異なればまた対応も異なってくるのが当然なのです。若い人は一年前と今とでは成長した分、感じ方が違うはずです、また晩年を迎えた人もまた別の意味で一年前とは違います、

全て螺旋状に繰り返されるのです。ですから前と全く同じ位置にはいないということを踏まえ、その変化に合わせて対応を変えないといけないのです。私はいつの間にかそのような考えになりましたが、長年伊東聖鎬先生に師事し、〈その人療法〉としてこれらの事柄を教えていただいた影響が大きいと思います。

コラム

CW（コスミックウィズダム）療法

伊東聖鎬先生の提唱される治療法。

地球上ではあらゆるものが重力の影響を受けている。人間は立ったときには左右の足で身体を支えるが、このときにできる軸のことを〈重力バランス軸〉という。バランス軸がずれると、脳疾患や心疾患をはじめとする重篤な病気に罹患するとされ、症状が歯や口のなかの症状として表れると警告している。この〈重力バランス軸〉を整えることによってさまざまな症状を改善する。

施術にあたっては足の距骨の調整で対応するが、常識では考えられない効果を出すことができる。私たち歯科医が今まで悩まされてきた非歯原性歯痛（歯や口腔に原因がない歯や口のなかの症状）の対応の他、病気や症状の本当の原因と解決法を指導されている。

さらに必要な情報を相手の脳から取り出す〈読脳法〉を開発し、その時点でその人に合った対応をする。

従来の一律に対応する治療を批判して〈その人療法〉を提唱、さらに「重心の浮き・沈み」など全く新しい視野からも指導を行なっている。

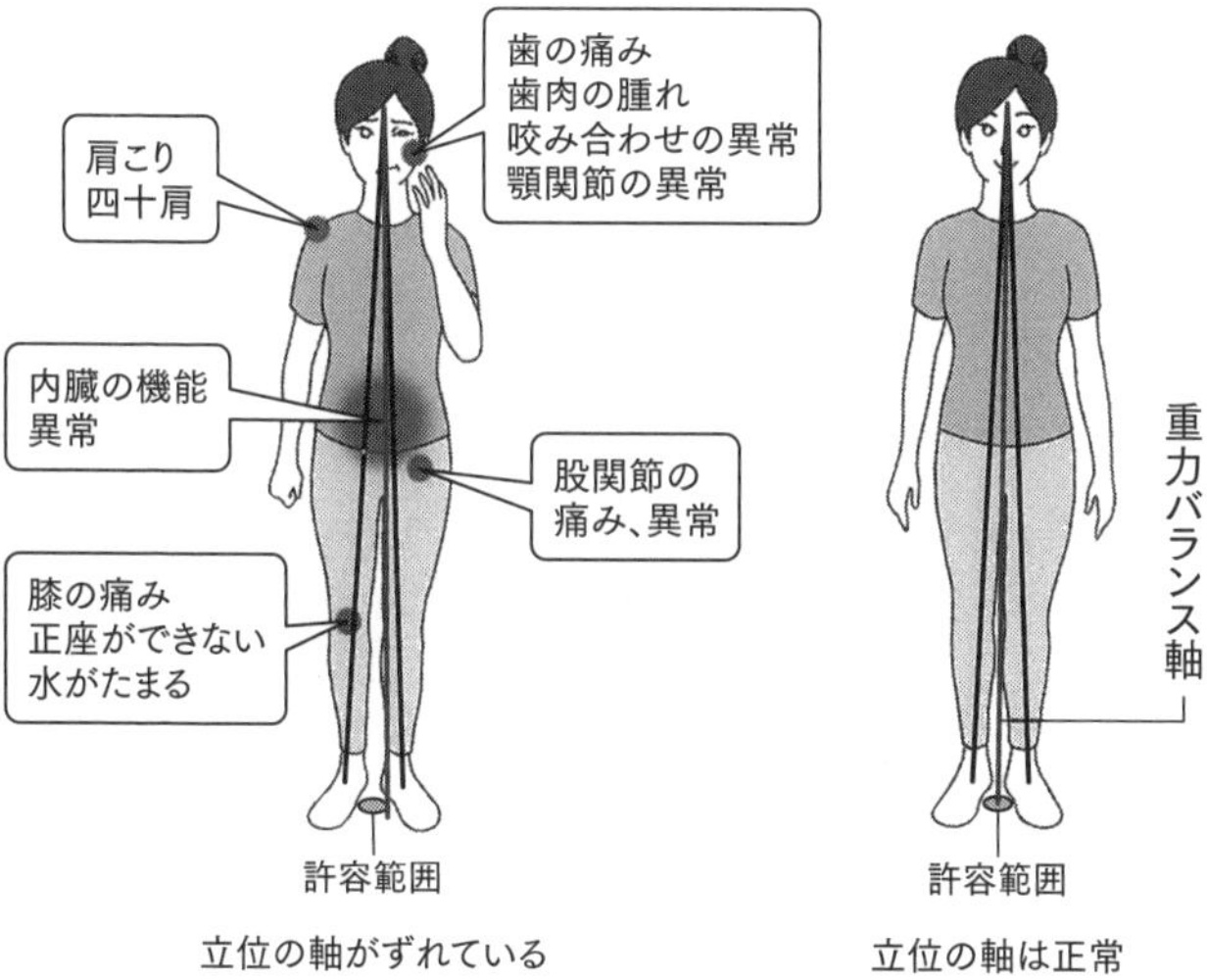

重力バランス軸（立位の場合）

『歯医者で良くならない症状の原因は歯にない』（伊東聖鎬　2014年　知道出版）より

いろんな所に歪みは存在する

私は体の中にある歪みが気になります。子どもを見ていると、小さい頃はあまり歪みがありません。例えば小学校の低学年の子どもで座っているとき足を組む子はほとんど見かけません。でも年齢がいくに従い、足を組むようになってきます。腕を組んだり、ポケットに手を突っ込んだり、いつのまにか行なうようになっています。

幼いうちは口を開けてもらうと丸い大きな開口ができるのですが、歳をとってくると笑ったときも左右対称でないニヒルな口になっていたりします。

そっと手を触れてみると、前頭骨、後頭骨、頭頂骨、側頭骨、蝶形骨、上顎骨、下顎骨、頬骨、鎖骨、肩甲骨、上腕骨、手首、足首……程度の差はあってもいろんな所に左右差が存在しているのがわかります。

口や鼻が左右どちらかに曲がっている人をときおり見かけます。これ

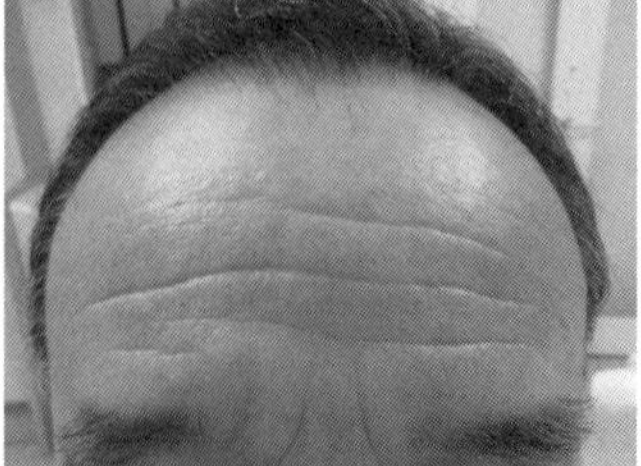

額のシワに

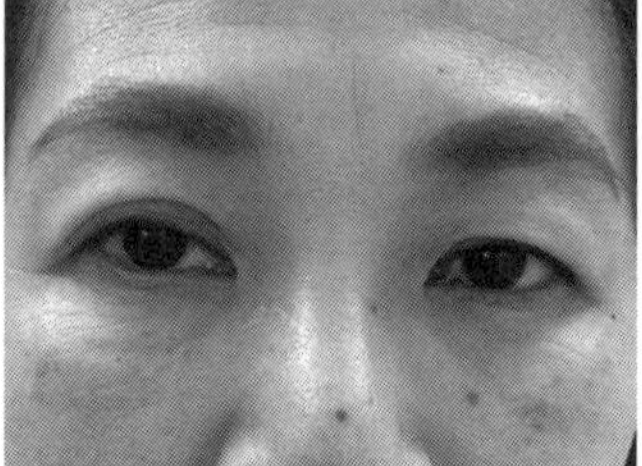

左右の目の形が違う

はストレスとも関係があるようで、かつて湾岸戦争のとき、当時の米国大統領ブッシュの口元が戦争の経過とともに右に強く歪み、終結にともない和らいだのを覚えています。

体に歪みがある人は口腔内にも歪みがあることが多いです。これらの人の身体バランスを整えてあげると口腔内も落ち着くことがあるのです。

癒道整体を学ぶ過程で顔に歪みがあるときには手足にも同時に歪みがあることを見つけ、全く痛くないさする程度の刺激で顔面、頭部まで本来の状態に戻ることを知りました。口腔内の改善においてこの大所高所の治療法が大変役に立ちました。

歪みは体だけでなく、ありとあらゆるところにあります。そしてその歪みを解消しようとする働きがあり、その繰り返しが人の成長や進化につながるのかもしれません。動いているものはバランスをとりながら変化します。ある時点でバランスが良かったものがだんだん崩れていったり、崩れていたものがいつの間にか良くなったりすることがあります。

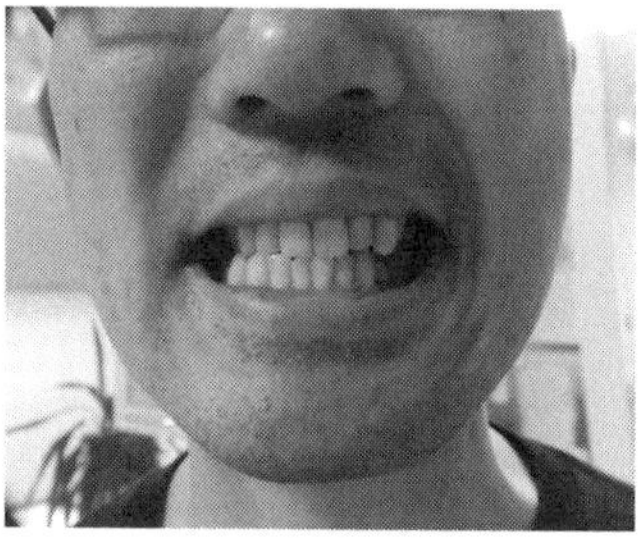

下顎が右方へ転位

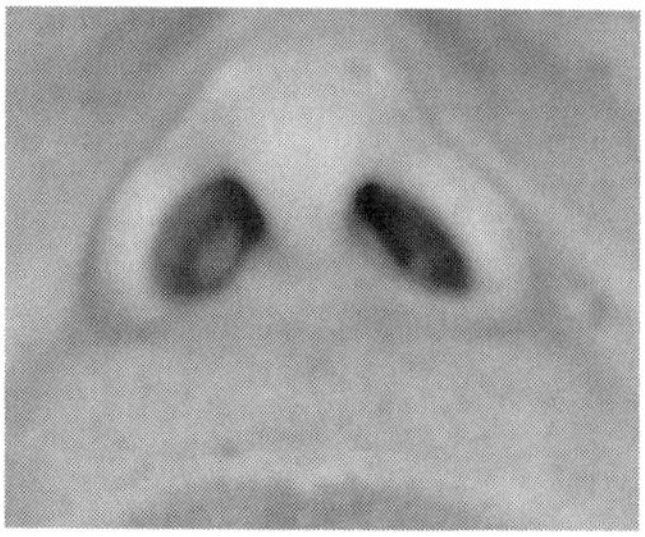

鼻孔の大きさが違う

コラム

癒道整体

井村和男先生により開発された治療法。

癒道整体で注目されるのは脳と体のつながりである。全身の各部は神経によって最終的には脳に接続されているということはわかっているが、まだその全貌については解明されていない。ただ体の各部を操作してみるとどの箇所とどの箇所が脳の中で関連しているかを知ることはできる。

例えば「足先」と「顎先」が関連しているということはわかっている。体の各部と脳がなぜそのような「配線」になっているのかはよくわからないものの、関連そのものは事実として存在している。

井村先生は歯と全身の各部の機能に関係が深いことにも注目され、高齢者の足腰が弱くなってくるのは、足腰自体の筋肉の衰えばかりでなく、歯を失うことによる影響もあるのではないかと指摘されている。

それぞれの歯は異なる体の箇所とつながっているということは、例えば膝の調子が悪いときにはそれと関連する歯を刺激して調整したり、逆にその歯が痛むときには膝を操作することで歯の痛みを軽減することも可能となる。

癒道整体ではわずかな手指刺激によって顔面骨、さらには全身の調整を行なう。井村先生は歯・顎関節と全身との関わりを指摘されていて、全身をチェックしながら口腔内を整える必要性を説かれた。

咬むこととバランス

人は立ったり座ったり歩いたり走ったりするとき、無意識のうちに全てバランスをとりながら行動しています。ふだんバランスのことは意識しないで生きているから、感じないと思いますが。

人間は生まれて半年もすると乳歯の前歯が生えてきます。上下の歯が生えてくると立ち上がれるようになる。その前はハイハイしている。だからハイハイしている子に「歩き」を強制するのはかわいそうなことです。親ばかですよね。そんなことしちゃいけない。歯が生えて咬めるようになると立ち上がれて、やがて歩き出す。でも、バランスがとれていないとうまく歩けないんです。歯と足はつながっているんですね。

一二歳頃になると歯列が完成し、体の成長とともに当たり前のように無意識にバランスをとりながら、全ての行動を行なっていけるようになります。青年期、壮年期、やがて老年期を迎え徐々に歯列の崩壊が起こってくるとやがて立てなくなり、座れなくなり、寝たきりとなります。いずれもバランスが関与しています。失って気づくもの、バランスもそうなのです。

人の体もバランスが良いときは気分が良い。昨日も今日も変わりないと思うかもしれませんが、一〇年前の写真と比べると明らかに変化していいます。日々変化していて食して排泄し、発汗し、水分補給し、疲労し、休息し、活動し、睡眠をとり、そのような繰り返しを行なっているのです。

人の一生は自転車に乗っているようなものです。自転車は止まったら倒れます。走りつづけ位置を変えるから倒れません。昨日と同じでは人は死ぬしかない。毎日毎日少しずつ変わっている。無意識ではあるけれどバランスをとりながら生活しているのです。思春期の頃は体が変わるけれどもスピードが速いので倒れることはあまりありません。自転車が早く走れば倒れないのと一緒です。更年期の頃はそのスピードは鈍くなってきます。自転車もノロノロと走っていると倒れやすいですね。

一旦バランスが崩れると体調を崩し場合によっては病気になります。しかし病気になることもバランスをとるひとつの方策であるとも言えます。いきなり心臓や脳に致命的なダメージがいかないよう体が対応してくれているのです。死んだ人は発熱したり痛みを感じたりしないことを考えると、症状が出るのもなんとかしようという体の働きであり有り難いことです。たとえば野口整体創始者野口晴哉さんの著書『風邪の効用』のなかでは風邪をひくことで体を整える働きがあるとも言われています。

足を組んで楽になるのは歪んでいるから

座ったとき足を組んで楽になるということは体が歪んでいるということ

とです。「組む」のを我慢するのではなくて、歪みがとれて「組みたい」という気持ちが起きないようにしなければダメです。

相撲取りのようにブチかまされても崩れないバランスの持ち主もいますが、高齢者はちょっと人と触れただけでも倒れそうになったりします。一〇〇点満点のバランスの人はいないと思いますが、一流のアスリートは体幹を鍛えてそれを目指しているのだと思います。

立っているのがやっとのバランスの人は、やがて立っていられなくなり、座ることになります。そのうちそれもできなくなると横たわるということになる。寝るのだってバランスをとっているわけですが、それもできなくなるとやがて死を迎えることになります。

虫歯になるのは体質もありますが、唾液の流れが関係しています。流れのいい人は口のなかが汚れない。それと体のバランス。どこかに無理があると特定の歯にカツンカツンとあたる。その歯が虫歯になったり、壊れたりします。

最近は、虫歯があると思っても、積極的に治療をやらないこともあります。一年経っても大きくならないなら、無理に治療しなくてもいいのかもしれません。高齢者の場合はバランスをとってあげると進行しないようです。もちろん治療しなければいけないときも当然あります。特に若年者の場合の放置はダメです。

歳をとるということ

歳をとると体がきつくなって、どこかに痛いところがでてきます。でも歳をとったから、どこか痛くなって当然という考えは違うのではないか、患者が痛がるのを医者は歳や体質のせいにするのは間違っているのではないかと思うようになりました。特に片側に症状がある場合、体は左右同じ年齢なのだから歳を言い訳にしてはいけない。バランスを見てあげる必要があるのです。

確かに高齢になるとスピードとパワーは落ちてきます。それは自然なことで良いのです、高齢になると心臓も衰えてくるので筋肉も落ちてきます。それも体全体のバランスをとるためです。

かつてオリンピックの女子一〇〇ｍの金メダリスト、ジョイナーという選手が若くして亡くなったことがありました。スポーツ選手は強靭なイメージがありますが、筋肉と心臓のバランスが崩れるとそんなこともあり得ると思います。歯だって歳と共に擦り減ってきます。若い歯は山が高く溝も深くて何でも咬み切れますが、高齢になって歯がすり減ってくるとうまく咬み切れなくなり、無意識のうちに肉を避けるようになります。好みも変わってきます。でもそれは胃腸のためにもよいことかもしれません。歯にとっても、です。もし人工的な補綴物を山の高い、溝の深い若い歯の形にしたら一時的には何でも咬み切れるかもしれませんが、結局歯は横揺れして弱ってきた歯茎に無理を与え、歯を失う方向に向かってしまいます。

いつまでも若くありたいと誰でも願いますが、歳をとることも自然で良いことなのだと思います。もし高齢者が皆若者と同じ容姿をしていたら世の中破滅に向かうと思います。

歯ぎしりはなぜするのか？

広義の歯ぎしりにはグラインディング、クレンチング、タッピングが含まれますが主にふたつ原因があります。ひとつは邪魔な歯があって無意識のうちにそれをすりつぶしてでもなんとかしたいと思うこと。もうひとつはストレスがかかってくいしばるせいです。

上下の歯と歯が当たっている時間は一日に二〇分と言われています。ほとんどのときは触っていない。つばを飲み込むときには無意識に瞬間的に触ります。歯に触らずにつばを飲み込もうとしたらとても大変なんです。「生つばを飲む」って言いますよね。つばを飲み込むということは交感神経が働く緊張の表現なんです。

また歯をくいしばってがんばるというのも交感神経。歯ぎしりをする思いというのもそういうことです。ストレスがたまっていると夜中に歯ぎしりをするかもしれない。

必要なくいしばりというのはあります。重いものを持つときに口を開いていたら腰を痛めます。だから、それは必要なくいしばり。でも朝から晩までくいしばっていたら体がもちません。

いつもくいしばりの人は歯科治療も上手くいきません。歯科治療に先立ち緩められる体になるといいですね。

眠りは「死の友達」ということをどこかで読んだことがあります。何かをやり遂げ今日は良かったなと感じつつ眠りにつくこともあれば、また腹の立つことがあって興奮が収まらずなかなか寝つかれないこともあると思います。いずれにしても眠りにつくのは体がリラックスできて脳も休まった状態のときです。同様に死ぬときは最後は緊張が解けて死に至りますが、その瞬間、やりきった達成感のある死に方をしたいものです。

オリンピックの選手は競技の最中には緊張と緩みをうまく使い分けています。良い結果を出して緊張から解放され緩んだときに至上の幸せ感を感じるのだと思います。オリンピック選手のように特別な人でなくても幸せを感じるのは緊張から解放されたときです。うまく緊張するためにも緩みは必要なものであり、その切り替えがうまくいっているときは自律神経の働きも良いと言えます。

口のなかの変化には理由がある

詰め物や被せ物が取れてくることがあります。一般的な治療としては、欠けたり虫歯になっていないときはそのまま付け直して終わることが多いのですが、実は患者が無意識に歯ぎしりをして外しにいっていることがあります。そして外れた途端、それまであった肩こりが消えて楽になっていることがある。再び付け直した途端、せっかく良くなった肩こりが再現することがあります。

深刻なものでなければ肩こりなど病院へ行っても相手にしてもらえません。肩こりがありながら言わない人もいるし、肩が張っているのに感じてない人もいる。それでも生きている体が必死に訴えているのかもしれません。薬や湿布で誤魔化さないでそれを起こしている原因を探るべきだと思います。歯が欠けたりすることはある種の「警告」と考えられます。

体全体で考えると心臓、脳など重要部位にいきなり深刻な事態が及ばないためにはそれは必要なことかもしれません。

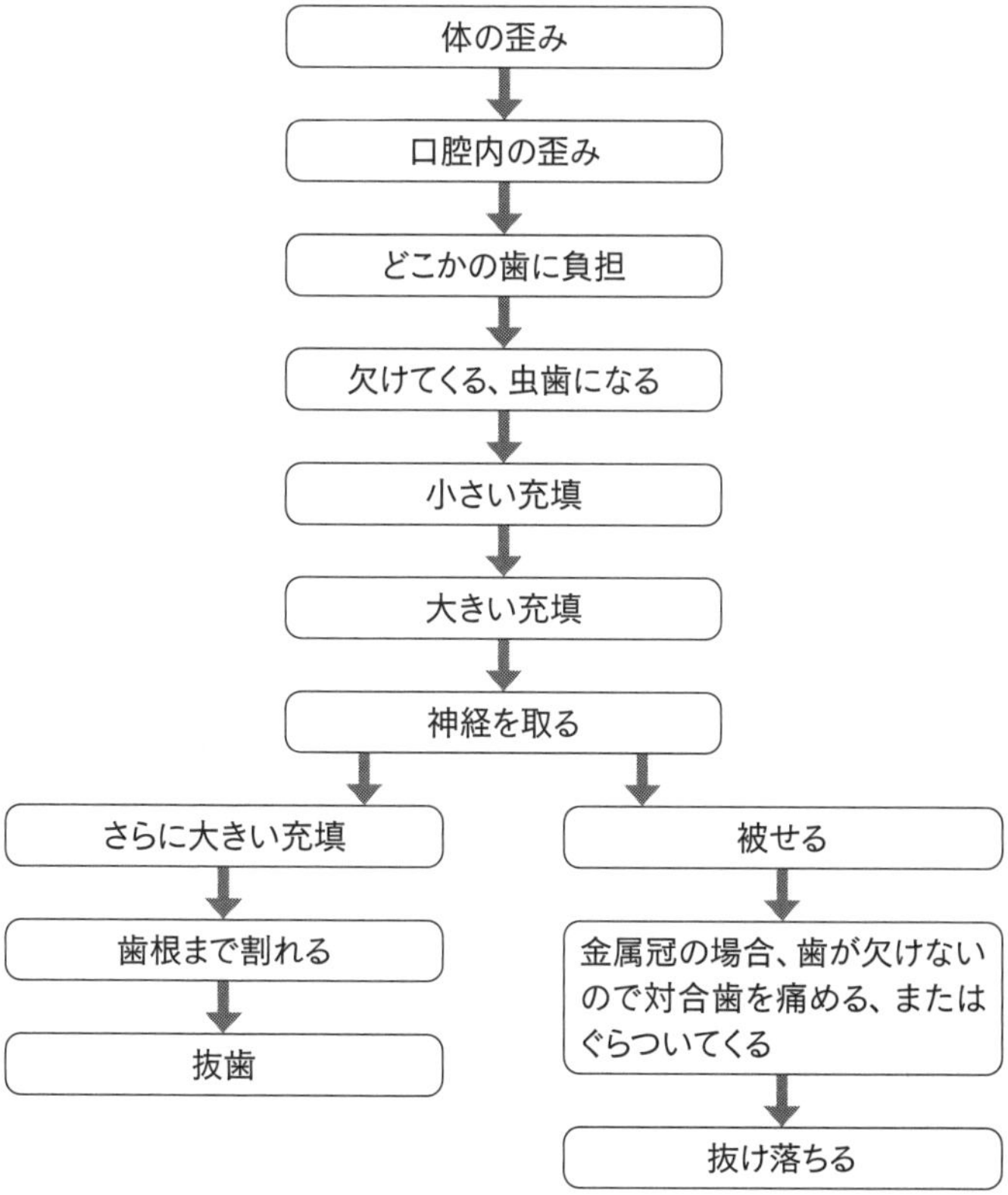

これらの経過をとれないときはもはや口腔内で歪みを解消できず、体の他部で解消しようとします。これはその部位に負担をかけることですが、心臓など致命的な部位にいきなり波及するのを避けることができます。身を守るための必死の対応ですが、この対応ができないとき死を迎えることになります。万策尽きるということです。死んでしまった体はもはやなんの対応もできません。

口のなかと全身のかかわり

歯並びの悪い人に対して歯列矯正というのがあります。もともと歯列は遺伝の影響も大きいのですが、首から下の歪みの状態の反映もあると思います。歯列矯正によって見た目が良くなり、それで終わったと思ってもいつのまにか後戻りするので保定装置を使い、戻りを防ぐことがあります。ただ首から下の歪みが元のままだとその影響を受け続けるので口腔内だけで完結するのはむずかしいと思います。あまり知られていませんが手首や膝の膝蓋骨を上下左右に調整するだけで咬み合わせが微妙に変化します（CW療法、癒道整体）。歯並びの変化により同時に首から下の歪みが取れ、体自体が良くなるというのが理想ですが、逆に首から下の調整で治療がしやすくなったり、治療期間が短縮できる可能性があると思います。

私のなかで何が自然な歯科治療かと考えたとき、歯を抜くとか神経を取るとか歯を削ることは結果対応で原因対応ではないということです。やむなくそのようにせざるを得ないときもありますが、痛みや違和感は体が出しているアンバランスのサイン、と捉えるとそれにうまく対応することで口のなかも体も良くなってしまうことがあります。

もともと健康な人は体に大きな負荷がかかっても、多少のことではびくともしないかもしれません。でも、病気とまでいかなくても疲労をかかえていたり、体になんらかの違和感をかかえている人は、多少の負荷がかかっただけで痛みを強く感じたりするようになります。

痛みは体が出しているサインだとすると、異常があるにも関わらず何も感じない人はさらに危険かもしれません。場合によっては突然死に襲われる可能性があります。

　子どもの頃は転んでもすりむいた膝が気になる程度で、肩、腰、手足の存在も意識していなかったと思います。体のどこも正常で意識しないでいられるのが私の求めている着地点かもしれません。

第3章

〈問い合わせる〉ことから

合谷《ごうこく》のチェックから

施術は首の硬さと手の合谷というツボの硬さのチェックから始めます。ここが硬い人はくいしばりの可能性が高い。合谷は陽明大腸経にあり、喉・鼻・口・大腸の異常が現れるツボです。

ですから私の治療はこの合谷チェックなしに施術は成り立たないと言えます。ここに触れ、問いかけてみるのです。このところは十分に理解してもらうのがむずかしいのですが、このとき私の〈心の問いかけ〉に患者が共感すると合谷は柔らかくなり身体も緩みます。拒否のときは硬くなる。例えば抜歯の必

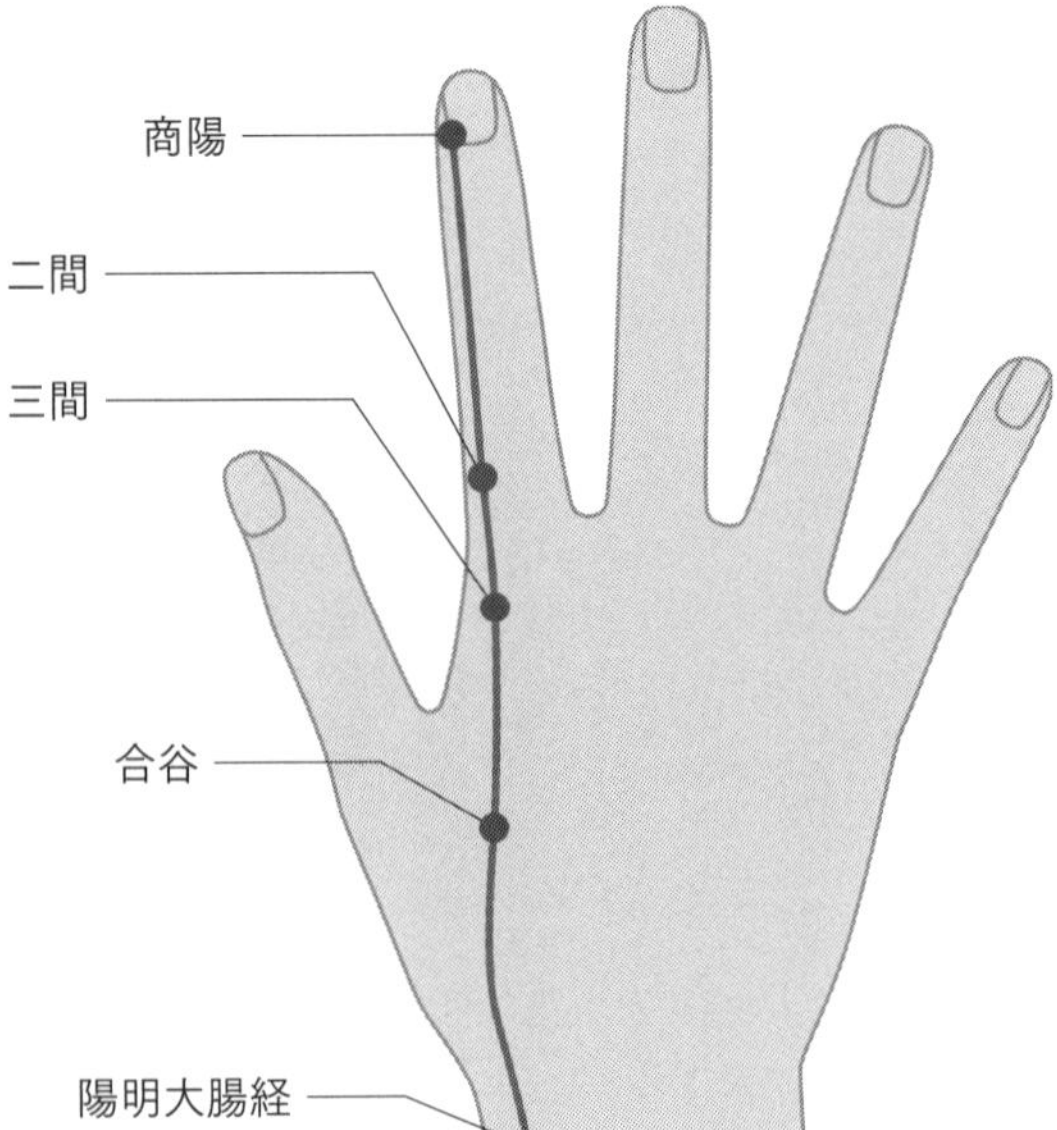

要性を説明したときに同意しているときは緩み、拒否していると固くなります。合谷が硬いときは抜歯は避けたほうがいいのです。逃げるのを追いかけてやる注射は痛いが、歯を抜いて欲しくて来たときは合谷も緩み注射は痛くないのです。口先で合意しても合谷が拒否していることがあります。合谷は正直です。

応用例として患者の体の不調な部位に術者の左手を置き、術者の右手で患者の右手合谷をチェックすると硬くなっている。次に術者の左手を患部に置いたまま、どの方向が患者にとって〈良い〉のかを患者の右手合谷に〈問い合わせること〉を行ない、可否を教えてもらいます。左手をある方向に向かってそっと押してあげると緩むことがあります。患者もその方向が快適なのがわかります。それが患者が求める本来の方向なのだと思います。

嚥下は口腔内の状態のわかりやすい指標です。たとえば高齢になると嚥下が難しくなり誤嚥が起こりやすくなります。また、頭のなかで楽しいイメージを持ったときと不快なイメージを持ったとき。体が緩んでいるときと緊張しているときでも明らかに変わります。通常咬み合わせの調整はカーボン紙を咬むことで行ないますが、嚥下における精妙な変化とはレベルが違う気がします。いずれにしても嚥下のしやすい状態のときは合谷が軟らかく、それは首から下の調整で大きく変わることがあるのです。

個人差がある

私の施術でその人の人生が変わるほど劇的な変化を遂げる人と、全く変化を示さない人、あるいは少しは変化するがすぐ元に戻る人がいます。西洋医学的に、例えば薬の効果大の人と少ない人があるように、「気」の世界はもっと差があるのかもしれません。例えば芸術――音楽でも絵画でも、良さがよくわかる人とそうでもない人、全くわからない人がいる。また音楽でも絵画でも個々人好きなジャンルがあり、一律ではありません。また好みは年代によっても確実に違います。

私の施術でもまるで効果のない人もいます。紹介者がいる場合とそうではない人の間にも効果に大きな差がある。そのようなわけで私は紹介者のない患者さんはなるべくやらないようにしています。患者さんによってはは初めからそんなのあるわけないと考えている人もいますが、そのような人にはあまり効果は望めないようです。

エビデンスで示しにくいのですが、たとえて言えば好きな人からもらったバラの花は凄いパワーをくれるけれども、ストーカーから贈られたバラの花はネガティブな力が働くということでしょうか。また愛する肉親の形見は、新しくて少し高級なものを代りにもらっても決して代用にはならない。心の問題は特に強い想いがあると、とてつもなく大きいのだと思います。バラの花をいくら分析してもなにも出ません。

「本来」とはなんだろう

渡り鳥はある季節になるとカレンダーや地図や磁石もないのに何千キ

ロも離れた場所に移動し目的地にたどり着きます。一年前に住み着いていたところです。彼らは、われわれ人類がとっくに失ってしまった「本来」というのを感じとっているのだと思います。桜だって毎年春になると知らせ合うように咲き出します。脳が考え行動するのでなく多分細胞レベルで判断しているのでしょう。

動物はまず腸があり、そこから脳が出来たようです。人が人になる前には今と比べればはるかに動物的な本来の感覚を持っていたはずです。ライアル・ワトソンが著書『生命潮流』で、空を飛ぶ鳥の大群をひとつの個体とみなす考えを述べています。我われ人の体も五〇兆の細胞の寄せ集めと言えるのかもしれませんし、次元の異なる所から見ると人は個人個人バラバラに見えますが、実は鳥の大群と同じ人の大群、全世界の総人口七〇億でひとつの個体なのかもしれないと思います。

鳥の大群にしろ魚の大群にしろ、大きな敵に襲われたとき群の一部を犠牲にして全体が生き延びようとします。ひょっとすると人間社会もそれに似たようなところがあるのかもしれません。理想として民主的な世の中を掲げながら、現実には過去、現在において部分の切り捨てが行われています。このことをどう考えるのか、乗り越えていくのか大いに悩むところです。

敏感な人は神経質だとネガティブに捉えられることが多いかもしれませんが、それは本来動物が備え持っている感性がすぐれていて素晴らしいことなのだと思います。

現代を生き抜くためにはつらいところもありますが、むしろ何も感じないで生きている人のほうが本来のものを失っていると言えるでしょう。男女を比較すると女性のほうが敏感で男性は鈍感。しかしそれは女性は妊娠、出産があるから体から良くないものを遠ざけるというごく自然のことなのです。男性は鈍感な分、丈夫そうに見えて結果的に良くないものをとりこみ、結局は女性のほうが長生きしているということなのでしょう。

遠隔治療

最近、古くからの患者さんの間で診療所に着くと痛みが消えたり、眠くなったり、なかには電話してくるだけで良くなるという話をよく聞くようになりました。

治療に際してはまず、その日の患者さんの状態を知るうえで首の硬さ、手の合谷の硬さ、嚥下のしやすさ、足の挙上しやすさをチェックしますが、患者さんに何も伝えず、私のなかでポジティブな思考とネガティブな思考を交互に持ったとき、明らかに反応が違うことに気づきました。このとき患者さんも同時に認識できているようです。触れてもいないのだから常識的には理解されないかもしれませんが、サッカーの試合でホームとアウェーで差が出るように、あり得ることだと思っています。

もちろん全ての人に当てはまるわけではありませんが、交感神経優位の人がリラックスできるようになると体も口のなかも楽になります。

前のところでも述べましたが、一日のうちで上下の歯が触れる時間はたった二〇分で、ほとんどの時間は、触れ合っていません。これが普通の自然な状態です。長時間触れる習慣のことを元東京医科歯科大の木野孔司先生はＴＣＨ（Tooth Contact Habit）として注目されました。歯が合わさることは〈歯をくいしばって頑張る〉〈歯ぎしりする思い〉で表現されるように交感神経が働いていて、過度に長時間合わさるのは口腔内はもちろん、体も痛めると木野先生は指摘されています。木野先生はそのつど咬み合わせないように習慣づけることで、自力でＴＣＨを改善する方法を推奨しておられます。

本来の虫歯の痛みには無理ですが、虫歯もないのに痛みの出る非歯原性歯痛のある患者の心に〈マインド〉でアプローチするだけで緩める効果を上げることができるので、特に来院出来ないケースでは遠隔治療もありかもしれません。

コラム

心のサプリ

私の母は間もなく百歳を迎える。数年前までそこそこ元気でいたが、ここに来て衰えは顕著である。特に耳が遠くなり、コミュニケーションが取りにくくなっている。認知症的な言動も現れ、対応しているとつい声が大きくなり、母にしたら怒られている感覚になっているかもしれないと反省している。

先日訪問介護の方がみえて私もその場に同席していたが、なんとスムーズに対応ができているではないか。音域による性差があるのかもしれないが、私のときとは違い、聴覚障害を感じさせない。優しい口調で語りかけ、リハビリで軽い体操を行ない、さらに一緒に童謡を歌ってリラックスしたところで足し算・引き算・簡単なかけ算・割り算を行なったところ、全部できるではないか。

介護の始めに彼女から聞いた名前を、なんと介護終了時間を終えたとき、改めて母に聞いてみたら正しく答えることができていた。対応次第でここまでできるのだ。

これだ！　私が求めているのは、と目が醒める思いがした。それまで少しでも良ければと生活の助けになるものを買ってきた。補聴器もそのひとつであるが、結局使ってもらえなかった。私に欠けていたのは、やっているつもりだったけれど〈心のサプリ〉だったのだ。訪問介護の彼女にすごいことを教えてもらった気がした。

医療の目的は死なないようにすることではない。自然と一体化した生き方こそ求めているところで、死も自然なことだ。逆に死ねない体にしてもらったらそれこそ不幸だと思う。歯切れの良い西洋医学的アプローチは素晴らしいが全てのことに感謝して素晴らしい死を迎えるために、最後は東洋的アプローチも必要かもしれない。（母は二〇二〇年八月に逝去した）

保険診療について伝えたいこと

保険診療においては目に見えない処置は全く評価されません。当然、私の行なう施術はたとえ結果として頭痛、腰痛、膝痛に改善が見られても評価ゼロです。もともと歯科にはそのような病名は存在しないのです。保険診療についての不備不満はさまざまありますが、特に歯科はずっと以前から不当に低い点数で押さえ込まれてきました。訴えても届きません。

例えば材料の金属の仕入れのほうが高くつく逆ザヤ問題があります。このような現実があるとは一般の人には理解できないでしょう。また歯科技工士になったはいいが厳密な作業を求められるにもかかわらず、あまりに安い外注費に割に合わないと歯科技工士という職に見切りをつけ、指輪やメガネ業界に転職する人が多いのです。五年転職率七割もある（『保険医新聞』）と聞きます。

安価な外注費のため中国への外注委託もあり、このままでは将来入れ歯を作ってくれる歯科医療の担い手である歯科技工士がいなくなってしまうと言われて久しいのですが、政府はほとんど何も対策をしてくれないのです。

神経を取る抜髄処置というのがあります。ネットによると大臼歯で米国一四万円、マレーシアやフィリピンで五万円だそうです。日本では五千円と聞くと愕然とします。さらに動物病院では歯を抜くと五万円前後、人の前歯だと千円台の評価です。もし医療事故が起こったらと考えたら理不尽極まりないことです。

保険診療では入れ歯の調整は月に何回の来院があっても調整料としては月一回の請求しか認められていません。しかも調整料は千円そこそこで、あとは何回調整しても五〇〇円ほどの再診料に含まれます。歯根の掃除といわれる根管治療は三〇分かけても前歯なら三〇〇円、コーヒー一杯以下です。最近保険に導入された高点数項目もありますが、大きい歯科メーカーが絡んだ事柄が多いように思います。日々末端で低点数で頑張っている根管治療にこそ光をあてて欲しいと思います。

こんななか過剰と言えるほど沢山ある歯科医院は、とりあえず目に見える形で評価される「削る処置」「抜く処置」に薄利多売で対応せざるを得ません。または保険外のインプラントで赤字分を補っています。過去において保険制度は国民医療に多大の貢献をしてきたのは事実ですが、今回のコロナで皆がわかったように、日本の医療は思ったほど先進国ではありません。多くの国民はわかっていませんが、日本は二〇年近く以前から歯科後進国と言われているのです。

補綴物といわれるものは口腔内におさまったらずっと使ってもらいたいと思っています。入れ歯以外は外すことも出来ません。昼も夜も寝ている間も使い、その人にしか合わない高い精度を求められるものです。他人に貸与などあり得ません。

歯は食事のときだけ使うと考えている人も多いと思いますが、夜中無意識に唾を飲み込むとき、重い荷を持ち上げるとき、体のバランスをと

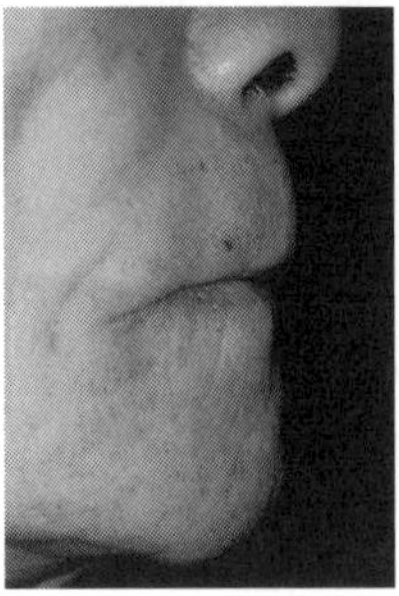

入れ歯あり

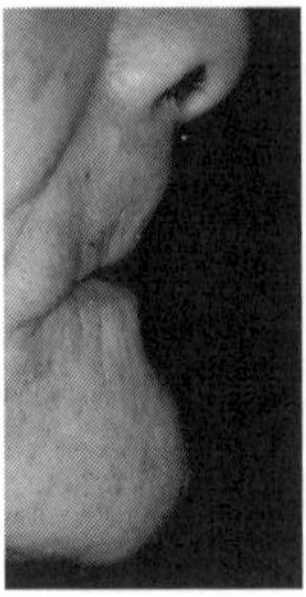

入れ歯なし

るときなど、四六時中使っています。当然前歯がなければ見栄えは悪いしキスもできません。

ブランド物のバッグ、時計などの装飾品、高級衣服と同様に考えてもらっては困ります。もっと価値のあるものなのです。美容院で髪を整えるにしろネイルにしろ、何年ももつとは思えません。補綴物は現実的には無理ですが、気持ちとしては「一生もって欲しい」のです。実際五〇年近く使ってもらっている補綴物も存在しています。精密な作業、無理のかかる姿勢での作業を繰り返し、結果それで昼夜を問わず何年も機能を果たす補綴物になって欲しいと作っています。決して高価ではありません。例えば保険外の三〇万円の入れ歯は換算したら、一〇年使えば一日当たり八二円、二〇年使えば四一円あまりなのです。

高額治療費で患者さんを泣かすのはどうかと思いますが、歯科医、技工士を泣かせないで欲しいのです。保険内の安価な費用で、いつでも早く最高の治療を求めるのは無理があります。

介護職の人を含め医療関係のエッセンシャル・ワーカーが使命感だけ

でなく、無理なく働き暮らせる世の中でなければ本当の意味で先進国とは言えないのではないでしょうか。

コラム

〈触診〉という本来の方法で

松本先生とは、同じ吉祥寺で開業しており、歯科医師会理事者として共に汗を流した仲です。私は、若い頃より続けている武道の影響で膝関節痛があります。あるとき、そのことを話しました折に、街中ではありましたが、私の手の親指と人差し指の間を挟むようにつままれて反対の手で膝付近をかざされると一瞬の後、痛みが消失したことがありました。その後も数回同様のことをしていただきましたが、毎回除痛か痛みが軽減するのです。

松本先生は、私は効果が現れやすいと言われていましたが、その理由がわからず説明はできません。

手で触れて診る（触診）という本来の方法で崩れたバランスを察知しそれを矯正するパワーを松本先生はお持ちなのでしょう。

鈴木安彦さん　元武蔵野市歯科医師会会長

ドクターより

西洋医学中心の現代医療のなか、私の施術を理解してもらうのは難しいのですが、同業の鈴木先生は貴重な理解者で感謝しています。

診療室の現場から

実際に診療室でどのような治療、施術が行われているか、五人の患者さんに具体的に経験を綴っていただき、お伝えしたいと思います。

1　川合道夫さん（武蔵野市在住）の場合

川合さんは高校の先輩で少々緊張しました。前歯の入れ歯がよく折れるということで来院されました。顎間距離という上下の顎の隙間が狭すぎて無理な力がかかっていたことが原因のようでした。それを本来の距離に戻すためには、奥歯からかさ上げをせざるを得ないので、とても時間がかかってしまいました。またなるべく抜きたくなかったので残す歯の根の掃除を試みました。そのため更に時間がかかってしまいました。患者さんのなかには早く仕上げて欲しいとプレッシャーをかけてくる方もいらっしゃるなか、時間の制約もなくゆっくりやらせていただき助かりました。川合さんはコーラスの趣味をお持ちなので十分な顎間距離が取れ、口腔内が広くなり歌いやすくなったのではないかと思っています。

『入れ歯大修理工事顛末』

一、松本先生とのお付き合いの始まり

松本先生に初めて診ていただいたのは二〇一六年の夏だった。当時七六歳の若人のぼくは、持病もないので、年に一度の武蔵野市の老人健診を除き、お医者さんとは無縁だった。

もっとも歯医者さんだけには通っていた。四〇代のころか、虫歯の放置が原因で、上の前歯が三、四本やられ一体物の挿し歯になった。

この治療は中学・高校で同学年だった友人にやってもらった。差し歯はすこぶる具合が良かったが、五〇代のころから歯根が脆くなったため、

ときどき外れるようになり、所沢で開業する、その友人に修復をしてもらっていた。ところが、いつからか差し歯は利かなくなり、入れ歯に交換された。

七〇歳代になったころから、入れ歯が損傷するようになり、七四、五歳ころからは、少なくとも毎月二回、いやひどいときは毎週一回、壊れるようになった。吉祥寺から所沢への往復に往生していたが、律儀なぼくはそこへ通い続けた。

その友人にとっては不幸なことだったが、ぼくが七六歳のとき、友人は脳梗塞を発症し、歯科医を廃業した。

そこで即、今度は中学・高校の四年後輩の親しい友人に連絡し、彼と同窓・同学年の松本先生を紹介してもらった。

二、松本先生から得た治療

（一）第一回目の診療

初回の診療でぼくの口のなかを覗いた松本先生は、即座に「入れ歯が頻繁に壊れるのは当然です」とおっしゃった。下の奥歯が両側とも欠損しており、ものを咬めば上の入れ歯が下の数少ない前歯に当たり、強い荷重が入れ歯にかかるのだとの説明だった。友人が作ってくれた下奥歯二本の入れ歯は使いづらく、使わずに放置してあった。

下の奥歯欠損部分に仮入れ歯を早速作るとのことだった。次いでレントゲン写真を撮り、歯型の成型が行なわれた。

次いで、先生は歯の治療についての持論を説明された。姿勢・身体のバランスと歯との相関関係の説明が含まれていたので、ぼくは相当な猫背であること、起床時に軽い腰痛があることをお話しした。すると先生はぼくを診療台から降ろし、ベッドのある、やや奥まったところへ誘った。思いもよらず、そこで相当な時間をかけ、整体のようなものを施された。えっ？　これ歯の治療かね、と思ったものだ。診療が済み、外へ出て歩き出すと重心が正しく下りた感じを不思議に感じた。

その後も治療を終えて帰宅する道で何度もその感覚を味わった。

ところで、起床時の軽い腰痛はいつのまにか消えていた。とはいえ、その後もときに感じ、また、腰のちょうつがいが外れているような感覚を感じることはある。上半身を右横へ大きく曲げると大腿骨の付け根の辺りに痛みを感じるのは常のことだ。

七四、五歳の春、こたつのやぐらを持ち上げたら腹部に激痛が走り、整形外科で腰椎変型症との診断を受けたが、腰椎の崩れがそのままなのは間違いない。

（二）長期戦

二週間後には下奥歯の仮入れ歯を入れていただいた。仮入れ歯は入れ歯とは言えない武骨な台のようなものだったと記憶している。これが具合良く、ものを不自由なく食べられる。上の入れ歯が外れることもないから安心してものを咬める。以前は外で酒を飲むとき、外れた入れ歯を咬み割ってしまうか不安で、入れ歯の裏側に好かぬ接着剤を塗布していたが、それも不要になった。ぼくとしては、入れ歯を完全なものにしなくても十分、これで治療を終えてもよいと感じたほどだ。

ところが、ここから長期戦が始まった。先生は長期的展望のもとに治療される。直ちに本丸の攻略にかからず、周辺の敵の出城の征伐を始める。良い入れ歯を作っても、その下にある、残っている歯の根に腐食があれば、それらが損傷し、その結果入れ歯が合わなくなってしまうということだ。

ということで、残る歯根の数々を、実に精細、綿密に調べ、それらの治療が次つぎに為された。記憶は確かでないが、上の入れ歯を作って下さったのが翌年の六月、下の入れ歯を作っていただいたのが、六か月後の一二月末だった。実に一年四か月にわたる大修理工事だった。

自由な時間がふんだんにある高齢者であるぼくにとり、歯の修理に一年四か月かかっても、どうという支障もない。賢い先生のことだから、多忙な若い患者さんに対しては違う対処をされるのだろう。もっとも若い人たちは歯の大修理など必要ないか。

三、ぼくの理解する松本先生の治療方針・理念

（一）歯と身体全体との相互作用、相関関係を重視

健全な歯、健全な歯並びが健全な姿勢、健全な身体を作り、一方、良い姿勢、バランス良い身体が歯と身体の健康を保つ、ということだ。だから、歯そのものの治療に加え、診療台の上で、ときには診療台を降りて、整体のような施術を頻繁にされる。そちらの時間のほうが長い場合もある。

（二）入れ歯主義であり、インプラント主義でない。

（三）やむを得ない限り歯を抜かない。

（四）体調の芳しくない状態のときに入れ歯の成型・調整をしない。

その他いろいろ感じたことはあるが、上記（一）が松本歯科医療の要諦であると思う。

松本先生は単なる歯医者さんではない。整形外科医でもあると思う。また、穏やかな顔を見て、温和な語り口に接すると心も温まる。心療内

科医でもあると感じる。

2 大島義史さん（世田谷区在住）の場合

はじめから痛いとおっしゃっていた左足と咬み合わせに関係がありそうだ、と雰囲気で感じていました。どこか体に痛い所が出ると「歳だな」と片付けられてしまうことが多いのですが、腕や足など片側だけに痛みが出る場合は、歳ではなく歪みから来ることが多いように思います。またすり減りの多い歯を見つけ（犬歯＝糸切り歯が多い）そこに楊枝を咥えてもらい、それが適当な高さのときは肩を押し下げてみると体幹がしっかりしてぐらつかず、また足先を動かしてもらうと楽に動き軽くなっているのがわかります。大島さんの場合はすり減り部分を調整することで腰まで楽になっているので、これで方針に確信が持てました。痛い奥歯は左でしたが、右の犬歯にプラスチックを貼り付ける（アンテリアガイダンスという）だけで全てが解決しました。歯でバランスを取って結果的に触れていない足、腰が良くなったわけです。直接、足、腰に触っても良くならなかっただろうと思います。

『痛い歯に触りもせず治してしまう不思議な治療』

私は七八歳の男性です。今から三十数年前、当時の勤務先近くの歯科医で治療を受けました。生まれつき歯が丈夫で歯医者さんのお世話になったことはほとんどなかったのですが、そのころ親知らずが痛み出して抜歯しました。そのときに隣の奥歯（下の一番奥の歯）が少し虫歯になっているとのことで削って金属を被せました。

それ以来、歯のトラブルは全くなく三〇年近くを過ごしました。そんなある日、何かをその奥歯でガリっと咬んだとき、激痛が走りました。私は自慢ではありませんが、歯には自信があり、鯵の干物くらいでしたら頭から尾まで骨ごと食べてしまうほどです。なにか覚えていませんが多分よほど硬いものを咬んでしまったのだと思います。そのあとは食事中にコメ粒でもその歯で咬むと疼いてしまうような状態が一週間ほど続きました。

ちょうどそんなとき、家内が同じテニスクラブで知り合いの松本先生を紹介してくれました。このとき、初めて先生の治療を受けたときの何とも不思議な体験をご披露したいと思います。

先ず痛む歯がどれかを確認した後、私の右手の親指と人差し指の間の水掻きのような部分の筋肉をつまんでコリコリと圧迫しました。

「ずいぶん硬いですね」

確かに先生がつまむ度にコリコリしていました。次に首の根本をぎゅっとつまみました。首もコリコリで思わず「痛っ！」と叫びました。しかし、そもそも歯の治療に来たのに歯はお構いなしでなにをしているのだろうと疑問半分と興味半分でした。

次にようやく口を開けさせたので、いよいよ治療かなと思ったのですが、今度は前歯で色紙を咥えるように言われました。色紙を咥えたまま前歯を右にずらしたり左にずらしたり。先生は咥えた跡の残っている色紙を何やらチェックしてそれを数回繰り返しました。次に爪楊枝を奥歯で咬みしめさせて手の水掻きをコリコリし、さらに爪楊枝を外して同じことを繰り返す。肝心の痛い歯には全く触れもせず一体なにをしているのだろうというのがそのときの正直な感想でした。

そしていよいよ先生から説明がありました。

私の場合、歯の咬み合わせ（バランス）が悪いとのこと。そして奥歯の痛みはそれが原因とのことでした。手の水掻きの筋肉が固まったり、首がコリコリになったりするのも原因は同じとのこと。この状態を改善するには歯のバランスを整える必要があるとのことでした。

それにはふたつの方法があり、ひとつはバランスを崩している歯（痛む歯ではなく）を抜くなり削るなりする。

今ひとつの方法は、逆に適切な部位の歯に継ぎ足しをすること。いずれかにより歯のバランスを整えれば奥歯の痛みがとれます、とのご説明がありました。

私は痛む歯を抜くか、あるいは金属の被せものを取って何らかの治療をするものと思っていたので、正直キツネにつままれたような気持ちでした。咬み合わせが悪いことにより首の根本の肩こりが起こっているというのは何となく分からないでもありませんでしたが、咬み合わせを直せば歯の痛みが治るというのはどう考えても理解の範囲を超えていました。しかし、とにかく結果が出ることなのでお願いすることにしました。

先生から「抜いたり削ったりすると後で戻しようがないので、継ぎ足したほうが良いでしょう」とのアドバイスもあり、半信半疑ながら継ぎ足しのほうをお願いしました。

その施術は短時間に終わりました。口をすすいだのち、先生が「これを食べて見てください」と揚げせんべいをお出しになりました。そんなものを咬んだら痛いに決まっているので、こわごわ良いほうの右の奥歯で咬み砕いてから左の奥歯のほうに送りました。

そっと咬んでみましたが、痛みはありません。そこで、意を決して今度は最初から左奥歯で咬んでみました。激痛が走るだろうと目をつむって咬んだのですが、なんと痛みを感じません。思わず「えッ」と驚きの

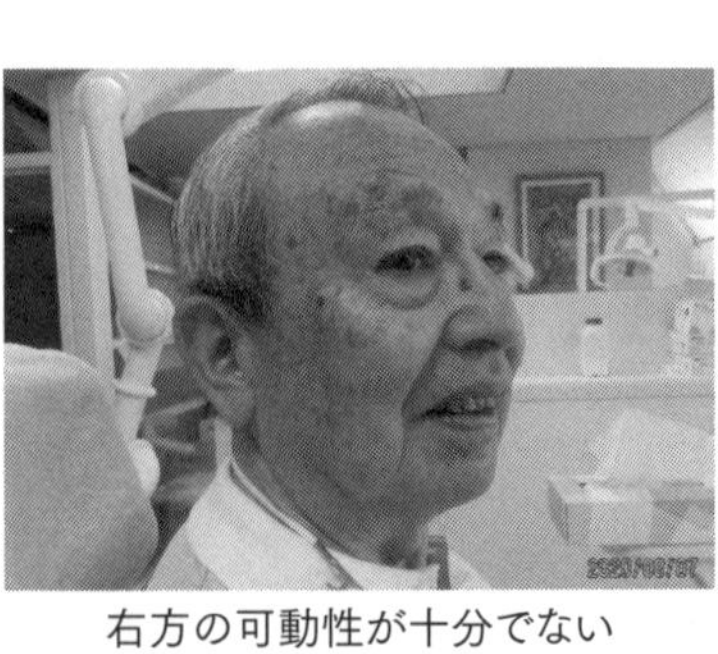
右方の可動性が十分でない

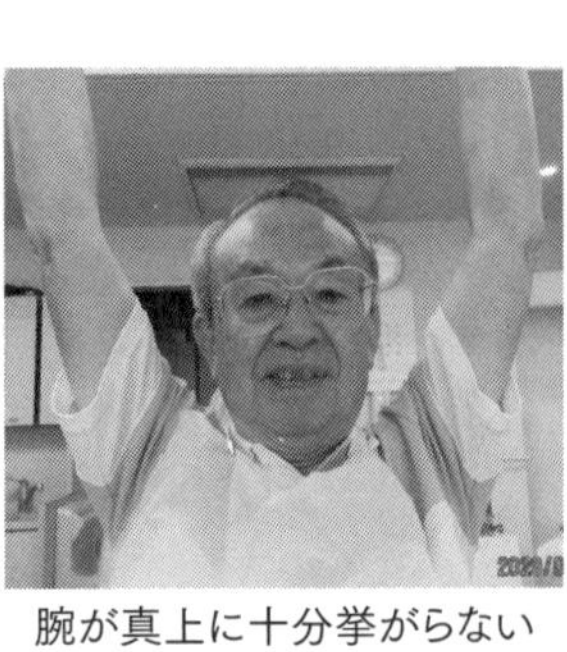
腕が真上に十分挙がらない

声を上げてしまいました。

　痛い歯には何も触ってもいないのに、治っているではありませんか。何とも不思議なことが起きました。Mrマリックの手品でも仕掛けがあるからできることですが、この場合何かの仕掛けがあったのでしょうか。そのようには思えません。

　しかし、実際に歯痛が治っているので、その事実を認めざるを得ません。手の水掻きのコリコリも、首のこりも緩みました。もしも他人からこのような話を聞いたら決して信じなかったでしょう。これが最初の体験でした。

　この治療で継ぎ足したモノは当然摩耗していくので、その段階でまた痛みが始まりそうなものですが、必ずしもそうではありませんでした。すでに摩耗してしばらく経ったと思われる治療後半年か一年後に、たまたま悪い左奥歯で相当硬いものをガリっと咬んでしまったときにまた歯痛が始まります。恐らく摩耗してバランスが崩れているときに何らかの負担がかかるとそれがトリガーとなって再び痛みを感じるようになるの

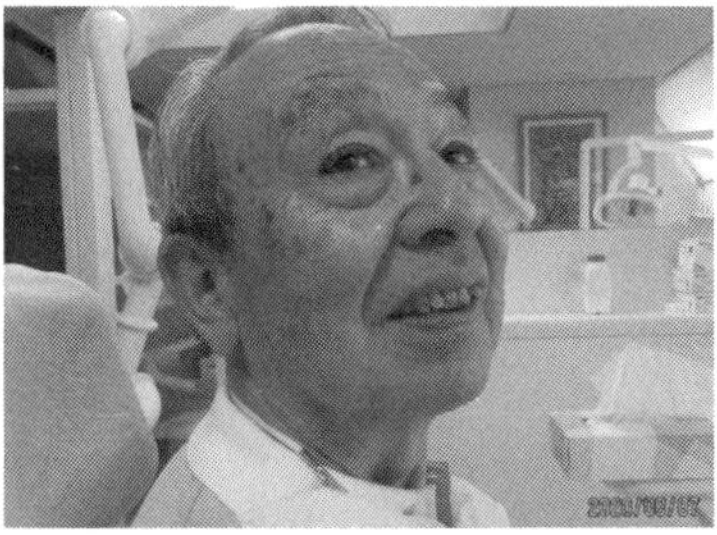

右方への可動域が増す

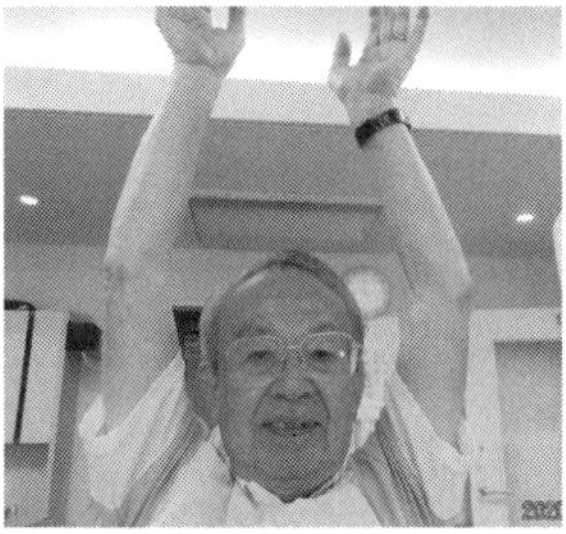

施術後、挙上しやすい

でしょう。

つい先日も再び例の歯の痛みが始まり、食事に支障が出るほどになってしまったので先生に治療をお願いしました。

最近はその歯がかなりぐらついていても来ているので、今度こそは抜かないとダメかなと思いつつ診療を受けたのですが、今回もいつもの継ぎ足し治療で治まりました。お陰さまで七八歳の今日でも、未だ親から貰った全ての歯が揃って残っています。

実はこの治療には別の効用もあります。私はランニングが好きでひと月に二〇〇㎞とか三〇〇㎞とか走っていたことがあったのですが、左脚に違和感があり調子の悪いときがあって。そんなときにたまたま奥歯の痛みが始まり歯のバランス調整の治療を受けたのですが、そのときに先生から「この治療で左足の調子もよくなったはずですよ」と言われました。「まさか？」と思ったのですが、本当に治っていたのです。

また、間歇的に腰痛が起こることがあるのですが、それも治るのです。

「先生のところには歯の治療できているのか、整形外科に来ているのか分からなくなってしまいますね」と笑い話をしてしまうこともあるくらいです。

　先生はいつも「対症療法というのは一時的に抑えているだけで根本的な治療ではありませんよ」と言っておられます。

　正にその通りです。私も馬齢を重ねてそれなりの経験をし、ビジネスでも同様なことが多々ありました。

　私の歯の場合も、左の奥歯が痛いのにもかかわらず、それに触りもしないで治してしまうというのは一見信じられないようなことです。

　今になって考えてみれば、なぜ先生が手の水掻きや首のこりを確かめたのか、色紙で歯の咬み具合をチェックしたのか、爪楊枝を咥えさせて身体のこり具合を見たのか良く分かったような気がします。

　要は体全体の歪みの結果として生じる歯の痛みや身体のこりの根本原因は何かをチェックされていたのだろうと思います。

　歯の咬み合わせの悪さから来る身体全体の歪みが、弱いところ――治療して三〇数年経つ左奥歯、過度な走りで疲弊している効き足、オフィスワークで疲れている腰椎――で痛みやこり、違和感として顕在化するのでしょう。そして根本の原因である歯のバランスを整えることによりそれらが改善されるのでしょう。よくよく考えればマジックでもなんでもなく大変理に適ったことと思えます。

先生にはこれからもお元気で少なくとも私が死ぬまでは引退されないで治療を続けていただきたいと願ってやみません。

3 崎間憲一さん（川崎市在住）の場合

元来前歯の摩耗が強く、首が硬くなる傾向がある方です。前歯にプラスチックを貼り付け（アンテリアガイダンス）口腔内のバランスを整えました。

『口内がリラックスして表情もすっきり』

久し振りの治療で診察室に入りました、診察椅子に座り症状を告げます。

二言三言、言葉のやり取りの後、手のひらを出してと言われて「ハア？」と生返事。

すると先生の指が軽く私の親指の付け根を押しながら、「硬いね」と一言。

次に「顔を真っ直ぐにして正面を見て」と、背後からの指示に従います。今度は首筋のあたりに軽く指をあて、「こってるね」との診断です。椅子は直立のまま、ここまで口を開けることはしていません。

その後、「ちょっとこちらへ」と、奥のスペースに案内されました。そこにはベッド、そして人体骨格の標本、理科室などにある例のヤツ、歯科の診察室らしくない雰囲気です。

一角で、「真っ直ぐに立ってみて」との指示に従います。脇で先生がチョンと押したので、グラっと横に揺れました。

次に、同じポーズで「奥歯を咬みしめて」との一言です。

またチョンと押しました、しかし体が揺れることはありませんでした。

この後、人体構造のバランス、正しい姿勢の大切さ、そして最重要な歯の咬み合わせによる体への影響を懇切丁寧に説明して下さいました。

戻って椅子が倒され、歯の治療がスタートしました。

カチ、カチ、カチと、何度も咬み合わせと前後左右のバランス調整がなされるなどして痛みを感じることもなくやがて終了。

口内がリラックスして、表情もスッキリ、ＰＣやスマホ操作による悪い姿勢を意識するようになりました。

4　K・Sさん（会社員　西東京市在住）の場合

左下奥歯が痛み、次は抜歯するしかない状態でした。ダメもとで右の犬歯、前歯にプラスチックを張り付けバランスをとってみました。しばらく奥歯が延命できることを期待します。

『口のなかで起こることは首から下の反映』

二週間ほど前から、以前治療してもらった左下奥歯のあたりに違和感と痛みが出てきていました。

このときは部分入れ歯のせいかと思って外してみましたが、痛みそのものは変わらず、次第に左下奥歯のさらに下方、あごのあたりまでうずくような痛みが広がってきて、肩・背中さらには頭痛まですするようになってきました。

松本歯科で以前治療を終えるとき（二〇二〇年三月）も、今度この歯を治療するときは抜くことを考えなければいけないかもしれないと言われていました。その最終手段のことが念頭にあったため、何日か迷いながら痛み止めを飲み続けていましたが、どうしても我慢することができず診てもらうことにしました。

改めてレントゲンを撮ってもらいましたが、やはり削って治療するのは難しいという状況とのことでした。先生との会話のなかで、この一か月の間に右足くるぶしを二度も捻挫をしたことを話しました。捻挫はなにかにつまづいたというわけでなく、平らな地面を普通に歩いていて捻ってしまったものです。（大昔子どもの頃に同じ箇所を捻挫したこともあってもともと捻挫しやすいのかもしれません）

先生にまだ捻挫の痛みがあることを話すと、歯の痛みや頭痛はこれと関係あるかもしれないと言って、頭・顔・肩・腕・足の歪んでいるところを探して調整してくださいました。

するとすぐに肩や背中・首回り付近がほぐれるような温かみとともに重かった頭も軽くなってきました。口のなかもこわばっていたのが取れました。さらに先ほどまで痛みが残っていたくるぶしの痛みも消えていました。

「体の歪みが口のなかに出たんだね」と言われ、歪みを治すと歯の痛みがなくなることに驚きました。痛み止めは一週間以上飲み続けて、それでも効かなくて悩んでいたのです。家に帰って家人にこのことを話すと本当に驚いていました。

松本先生の話では、口のなかで起こることは首から下の反映であるとのこと。この治療を実際に体験してみないことにはわからないでしょう。痛みを体験した人だけがわかると思いますが、同じような苦しみを味わっている人に伝えたいと思うと同時に、この治療についてどのように他の人に伝えたらいいのか、わかりません。なんとももどかしい思いです。

治療を受けて五日経ちました、痛みはなく、外していた部分入れ歯も入れて以前のように食事を楽しむこともできています。

左下奥歯は、もしかすると当分はこのまま抜かずに済むかもしれません。

追伸：背中の歪みもみていただきました。実はリュックをいつも背負っているのですが、いつも左側のベルトが落ちてしまっていました。背中の歪みが今は治っているせいなのか、ベルトがズリ落ちることがありません。体の歪みというのはいろいろなところに作用しているのですね。

第4章
患者さんの声

痛い歯は原因ではなく結果

私は、六五歳の男性です。昨年まで、現役の外科医をし、定年を迎えた者です。松本先生に受診させていただいてから、三〇年以上経過していますが、現役の頃は、仕事が忙しく、定期的な通院はできませんでした。それでも、歯が痛むときは、通院し、治療をお願いしました。

私は、治療のたびに痛い歯を抜いてでも、鎮痛を図りたいと願っていましたが、松本先生は、咬み合わせを詳細に検討し、痛い歯は原因ではなく結果であることが多いとの考えから歯の痛みと関連する手足の部位を見つけ出し、そこを調整すると歯の痛みが薄れ、口腔内が広くなる感覚となり不思議と腰痛なども軽減しました。

また、松本先生に言われて頭の中で、施術前の時間に戻すと、なぜか途端に体の歪みが戻って体が重くなり、再び、現在の時間に戻すと、体が楽になる不思議な体験をしました。これは施術の前後の効果を互いに理解するうえで、良い方法であると思います。

松本先生のおかげで二十数本の歯を健康に保つことができていると考えております。

現役の外科を引退したこれからは、松本歯科に定期的に受診し、なるべく歯を削らない歯科治療を受けたいと思います。

酒井敬介さん　元日本赤十字社医療センター副院長

ドクターより

一般的に西洋医学の大家は、「西洋医学」以外を受け入れてくれないことが多いのですが、酒井先生にはご理解をいただき、本当にありがたいことと感謝しています。

松本先生のところは、格別です。特別の反応があります。

なので私は、時間に余裕のあるときに受診にうかがうようにしています。

「身体の声」を聞く

科学的真実は何か、を探るとき、「再現性があるか」が大前提となることはよく知られているかと思います。確かに、この世界での客観的な真実を知りたいと思ったとき、(文系の分野ではそれは実はかなり難しいのですが、理科系の分野では) その「真実 (ここでは、「正しい事実」という限定的な意味での) かどうか評価の俎上にのせられるものごと」が、最終的には物質現象として検証可能であるかどうかが、私たちの科学的思考の当然の基準として採用されています。(このような伝統的物理学は実際には超えられて永らくの時間が経ってはいるのですが)

このような科学的思考はまずは非常に大切なものだと思います。なぜならば、そのような素養を深いところに持っていないと、「検証できない言辞」、「検証できないことを言う人の言っていること」を、なんとなく鵜呑みにし、「なんとなく」鵜呑みにしているために、鵜呑みにしていることにも気が付かなくなってしまいがちだからです。

と、そこまで言っておいて、では……。

松本先生の治療では……、

首から下のさまざまな関節や部位、足首や前足、股関節の調節、手首や手の指など、また、肩や首、頭蓋骨など、さまざまに調整してくださいます。すると体が何かゆったりと緩んできて、全体に楽になり、顔の左右の歪みなども徐々に取れてきます。

すると、なんと口のなかも全く触っていないのに、口腔内が広く感じ、飲み込みも楽になります。私は、もともと口腔内が小さく狭く、咬み合わせが悪く、長年奥歯を咬みしめるようなことをやってきてしまい、歯の状態が良くないのですが、身体の他の部位を整えていくことで顎関節が自然な状態となると、口のなかが広く感じ、全体に緩み、歯や歯茎への不自然な力がかかりにくくなっていくと、口のなかが楽になり、状態をこれ以上進ませることなく歯や歯茎を大切にして過ごしていくことができるように思います。

つまり、歯とは一見何の関係もないように見える遠く離れた体の部位に作用を及ぼすことで口のなかが変わっていく、それも、いわば「身体の声」を聞きながら。これは確かに、厳密な再現性を求める、従来の「物質現象のみを客観的事実として検証の俎上に載せる」思考では説明のつかないことです。

しかし、現実にこういうことは、あるのです。頭を硬くしていたら感じ取れないかもしれない、限りなく豊かな、奥の深い世界があるようです。

久邇晃子さん　医師　世田谷区在住

ドクターより

右下犬歯の唇側転位があり、体の歪みとも関係があるようです。首から下の調整が口腔内の改善に結びつくことの理解者でありがたいです。

「幸せに生きるため」の歯科治療

松本先生とは、「面白い人脈を持つ美容師の友人の紹介で出会いました。私は歯科難民で、口腔内は、見た目は悪くないとしても、わたしの問題を吹き寄せたような場所でした。元から偏りなどがあったのか、気づけば小学生のときには片八重歯でした。歯質も強くないと思います。十代に一度した矯正が不備で、矯正を二度しています。それで歯の数が少ないのと、圧が全体で分散されない咬み合わせになったことで、奥歯にだけ過剰な負担がかかるようになりました。潜在的な痛みと不安が常にありました。

最近、矯正歯科医はどんどん増える傾向にあり、大人でもする人が多くなりましたが、圧や荷重のことまで考えられる歯科医はどれほどいるのかと思います。その結果、私のような人が増えてしまうことを危惧します。そして虫歯、歯周病などの他に、荷重というのも歯を見る重要な要素。歯はものすごい圧力を受け止めます。けれど、歯科医は目に見えることばかりを扱うし、一方でどこか過剰な治療をしているように私には感じられていたのです。削らなければ保険の点がつかないという事情もあるでしょう。

松本先生は、「一本の歯」を診ません。一本の歯は、他との関係で在ります。そこがつらいと言った一本の歯を助けるために、他の歯への圧力分散を行なったりします。天然歯は削らない方針でそれを考えます。

不思議な方法を用いもします。身体という全体のシステムのバランスのなかで、遠いところを整えることで、顎や歯のバランスを整えたりします。たとえば、手や足を整えることです。するとふしぎと口のなかが楽になったりします。それは、どこを削りもせずに歯が守られるということです（もちろん削らなければならない局面はあるにせよです）。

もっと言えば、人は一人では存在せず、他人と影響を及ぼし合い、環境とも宇宙とも連動します。いささか怪しい話に聞こえるかもしれませんが、真実で、これからは、そのように人を診なければ、立ち行かなくなっていく時代になるだろうと思います。そしてそのように患者を扱うのは、人間というものに対する、最大限の敬意であり、そのように扱われた患者は、自分を大事にし、他人や環境を大事にできるようになると思います。

人間はなんのために、歯科治療を含め、すべてのことをするのでしょう？　生きるため、突き詰めれば「幸せに生きるため」です。よく考えれば、その他の答えはありません。「楽になったらいいよね」と先生はよく言います。数値化できないことですが、それもよく考えれば、それ以上に大事なことはないのです。松本先生は、人と医療のいちばん大事なところを守っている。わたしにはそんな感じがします。

赤坂真理さん　作家　江戸川区在住

ドクターより

一見どこも悪くは見えませんが、前歯の接触不足でつい奥歯に負担がかかってしまいます。作家でおられるためか、感性が優れていらっしゃいます。できるだけ自然な処置を望まれていることから、私の治療方針と合致しています。

体の左側にトラブルが起こりやすいためバランスの乱れを正す処置を中心に対応しています。

「松本先生に診てもらったら」

私が松本先生のところに通うようになって、もう四〇年ほどになります。現在八三歳になりますが、大病することもなく元気に動けています。これも松本先生のおかげと日々感謝しています。

健康ではあるものの、毎日元気ハツラツとはいきません。だるくなったり、なんとなく調子が出ない日が続くこともあります。

入れ歯の具合が悪くなると、早く松本先生のところに行きたいと思います。そんなときは診察台に上がっても、足がダラッと開いて揃えて座ることができません。この足の力の抜け方が私のバロメーターになっているようです。

先生は歯の治療、入れ歯の調整をしてくださいますが、同時に体調を整えて下さいます。私には詳しいことは分かりませんが、体のパーツはつながっていて、不具合のあるところはそこに不調が生じるみたいです。先生はその不調の起こっているところを、丁寧に丁寧に探し出してくださいます。手の指で先生がそのポイントを押すと反応が現れます。先生の神の手で指圧してくださると、だらりと大きく左右に開いていた足が私の意思に関係なく、するすると揃って、まっすぐになります。

とは言え、いつもすんなりその不具合の箇所を見つけられるわけでなく、「ここは？　ここはどうですか？」と根気よく足の揃うポイントを探してくださいます。

いつも頭が下がります。不思議です。体調を整えていただいて松本医院を出るとき、体は軽く、目もはっきり見え、生き生きとして歩き出すことができます。本当に不思議です。

不思議と言えば、治療後、突然先生が「病院へ来る前の悪いときの状態を思い出して」と言われます。するとたちまち来る前の不調の状態に戻ってしまいます。先生に「じゃあ今は？（治療後）」と聞かれると、何もしていないのに良い状態に戻ります。脳は記憶しているということなのでしょうか。これも不思議ですが、確かに起こっていることです。

最初私の話を全然信じていなかった主人が、私の出かける前と帰ってきての違いを見て近頃では具合が悪くなると「松本先生に診てもらったら」と言うようになりました。先生に感謝しかありません。

大野泰子さん　習志野市在住

ドクターより

全身感覚の鋭い方で口腔内に不適合な充填物が入ると、途端に無意識に膝が開いて言葉でなく体が反応し、調整して本来のあるべき状態に戻ると膝が元に戻ります。悪い添加物を口にしても気がつかない現代人が既に失った第六感のようなものをお持ちで、多くのことを学ばせていただきました。さすがにこのコロナ禍で遠方からの来院が難しくなっていますが、早く元に戻って欲しいと思っています。

数分も経たないうちに体が変化

知人の紹介で通い始め、現在ケアも兼ねて通院歴が二五年になります。当時より患者数は多く、常時二、三時間待ちで、途中で怒って帰る方もあり、私は最終バスに乗ったこともあります。

初診で治療方針の説明を受け終わった後に、待合室で黙々と何時間も順番を待たされる理由がわかりました。先生は残りの待ち人数や、時間などを一切気にされず対応されているからでした。

先生は独自の身体調整のような（歪み、詰まり等）治療法を行なっています。私はジムに通いヨガ、ストレッチ等々でそれなりに身体をコントロールし、ケアしていましたので、すぐに理解し、すーっと入っていくことができました。

先生のような歯科医はもちろん初めてですし、他にはいないと思いました。

一〇年ほど前、ぐらぐらで抜歯寸前の歯がありました。右上の歯です。

先生にはさまざまな調整をしていただいて、現在でもしっかりと残っています。不思議なことですが、先生の手にかかると数分もたたないうちに体が変化し、ぐっと楽になります。

ほんの一例を挙げますと、

頭の形が整う（作用バランス）、口のなかが広くなる（奥行きを感じる）、飲み込みが楽になる（喉が通る）、目がすーっとする（目が明るくなる）、足の長さが整う（左右バランス）等々……。たくさんあります。自分でもできますと言われていますが、なかなか思うようにはいかないのが実情です。

最近ではさらに治療法を見直しされ、取り組まれて対応されています。私は通院に一時間ほどかかります。すでに他の歯科医も紹介していただいていますが、先生がご健在でいられるうちは、これまで通り、お世話になりたいと願っています。

夏目恵理子さん　練馬区在住

ドクターより

歯を揺らしていた原因が除かれるとしっかり安定することもあるので、存在するプラスがマイナスを上回るときは急いで抜かないほうが良いと思います。

痛くて辛い治療がなかったのが驚き

私が初めて松本先生に治療していただいたのは、若い頃に歯をくいしばりすぎて痛めた歯根がまた動き始めてきたからでした。

当時かかっていた歯医者さんには「次に痛んだら抜歯です」と言われていたので、ついにきたかとショックでした。

疼き始めてからあっという間に歯茎が腫れて歯が浮いたようになり、咬むと痛むので、食事が辛くなり、夜も眠れなくなっていたのですが、松本先生はとても細かい調整をしてくださり痛みも腫れもみるみる引いていきました。そして何より痛くて辛い治療がなかったのが驚きでした。

松本先生は口腔内の調整と全身の調整だけで、一本も歯を抜くこともなく、治して下さいました。

子どもの頃から歯が弱かったので、歯医者さんにはずいぶんお世話になりましたが、いつも痛くて痛くて、歯医者さんは大嫌いでした。それが今では〈歯医者さんに行くのが楽しみ〉になり、治った今でも松本先生のところには毎月調整に通わせていただいております。

山本みきさん　鍼灸師　三鷹市在住

ドクターより

さすが鍼灸の先生であるだけに反応が早いです。ソフトに手足をさするだけで顔の左右が揃い、狭く感じていた口腔内が広がり、〈マインド〉による坐骨調整でさらに整います。大腿骨・脛骨のねじれを解放すると股関節が整い、同時に自然に顎関節が整って口腔内の違和感が消えます。本来の専門の先生にこのような対応させてもらっていることに感謝しています。

往復五時間かけて通院しています

私は、昭和・平成・令和と四〇年以上も松本先生のお世話になっています。

先生の治療は、歯はもちろんですが、これは体のバランス軸のずれが深く関わっているとお話しされます。私が不思議に思うのは、いつも通り何気なく診察台に座ると、その足の位置を見て、体調の良し悪しが先生にはわかるらしいことです。私は全く気づかないのに。

先生には何でも気さくにお話しできるし、それをいいことに、「肩が痛い」とか首や腰、足のことまでお話し、体全体の調整をしていただいたり、手足の押す位置を教わったりして帰るときは本当に気持ち良くなって帰ります。

八七歳にもなれば歯ももろくなってきてかけたりしても、「歯の根だけでも残しておいたほうが良い」と言って、またそれに合わせた治療をしていただき、本当に感謝しています。千葉の田舎から往復五時間ぐらいかけて通院していますが、いずれ松本先生に診てもらえなくなる日が来ると思うと、不安になるときもあります。でも今はとにかく健康第一に考えることにしています。

田中軍喜さん　四街道市在住

ドクターより

開業当初からお付き合いいただいている貴重な患者さんです。感謝しかありません。下顎が後退し下の前歯が見えなくなると口腔内の違和感、義歯の痛み、首の強いこりが起こってきます。アンテリアガイダンスによって前歯の当たりを改善すると、下顎が前方へ出てきて口腔内が落ち着き首が楽になります。

以前から左下口唇に小豆大の腫瘍があり、良性と思われたので経過観察していました。初診から一〇年後にも存在していましたが、最近外科処置をしてないのに消失していることに気がつきました。田中さん自身その存在も忘れていたようで、「そういえば以前は気になってしょっちゅう舐めていた」とおっしゃっていました。環境が良ければ何もしなくても腫瘍の自然消失があり得るの

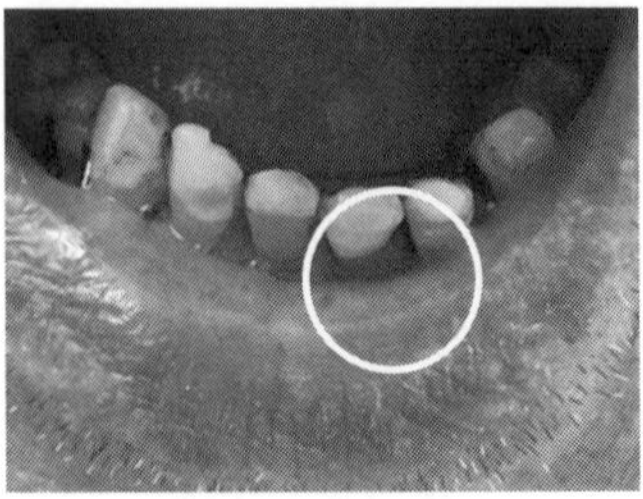
腫瘍が消失（今年）

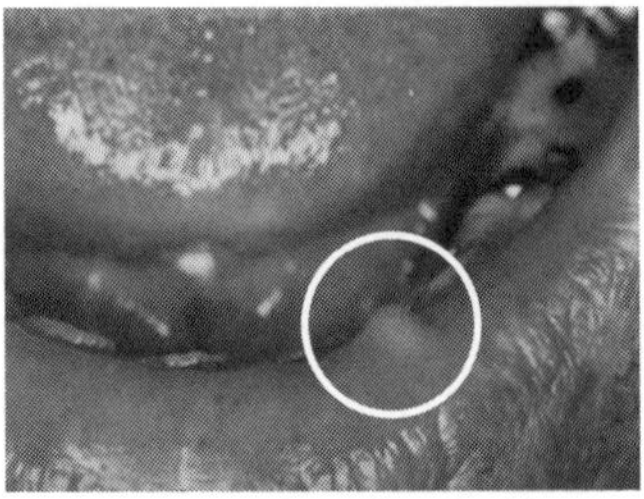
小豆大の腫瘍（20年前）

だと思いました。

いざ薬がでないとなると不安な気持ち

親知らずのひとつが半分ほど歯茎に埋もれたままになっていて、その歯茎が一、二年に一度ほど、腫れて痛むことがありました。

頬が腫れるほどになるので、歯科医に行くと、どこでも抗生物質と痛み止めの飲み薬を処方され、「腫れが治ったら大学病院に行って抜いてもらってください」と言われていました。薬を飲むと腫れも痛みも治ります。

この一連の治療が腑に落ちず、親知らずを抜くこともなく、腫れてきたら別の歯科へ行くということを繰り返していたため、近所の歯科医はほとんど受診したことがある状態になっていました。あるとき、また歯茎が痛み出し、顔も腫れてきてどうしようか迷っていました。予約していたので美容室に行くと「顔腫れていない？」と聞かれたので、繰り返している痛みとどこも同じ治療だったことを話したら、「松本先生のところに行ってみたら」と勧められ、早速連絡をして、その足で松本歯科へ行きました。松本先生は歯の咬み合わせを見てくれ、体の歪みを整えてから「今日は薬は出しません、痛むようだったら無理せず、いつでも受診してください」と言われました。薬で何とかする治療に疑問を抱いていたのに、いざ薬がでないとなると不安な気持ちになったのをよく覚えています。

治療後、痛みと腫れは徐々に引いていきました。それから一〇年位経っていますが、歯茎が痛むこともなくなりました。もちろん半分埋もれた親知らずは健在です。

その経験から松本先生の歯の咬み合わせから体全体を診る治療に信頼を持つようになり、現在も通っています。

膝の痛みや四十肩、頭痛なども治してもらいました。おかげさまで体調良く過ごしております。

駒ヶ嶺三彩さん　陶芸家　世田谷区在住

ドクターより

この方は陶芸家で仕事柄か、一〇年前の初診時から長年右肩がずっと痛かったと訴えておられました。右膝が刺すように痛い・足がつる・喉が痛い・体全体がおかしい等不定愁訴が多く、これらが改善したら歯の痛みがなくなったことからこれらの関連は明白です。

足の裏からすーっと何かが通って

松本先生に咬み合わせの治療していただくと……、体全体がリラックスし、心がゆったりします。また口腔内がふわっとして、頬の色が明るくなります。

私は膝に金属が入っていていつも違和感があるのですが、咬み合わせを整えていただくと足の裏からすーっとなにかが通って、その後とても歩きやすくなります。

先生の治療受けてから、自分は自然の一部で動植物と同じ、なので毎日謙虚に生きていくのが一番なのだと感じるようになりました。
松本先生に心より感謝しています。

佐伯妃路子さん　練馬区在住

ドクターより

即効の方で施術するとすぐに足が楽になり体も軽くなります。また口角が上がり笑いやすくなる、呼吸が楽になるとおっしゃいます。二〇年前には咬み合わせがおかしくなると頬に吹き出物が出る、そんなこともあるんだと初めて教えていただきました。

私の体験

足のくるぶし辺りを軽く調整してもらってから診察台で仰向けになって目をつぶると、痺れから解放されたときにじゅわじゅわするような感じが右足の先から上半身、右手、首、頭、そして左側へ左足の先へと体

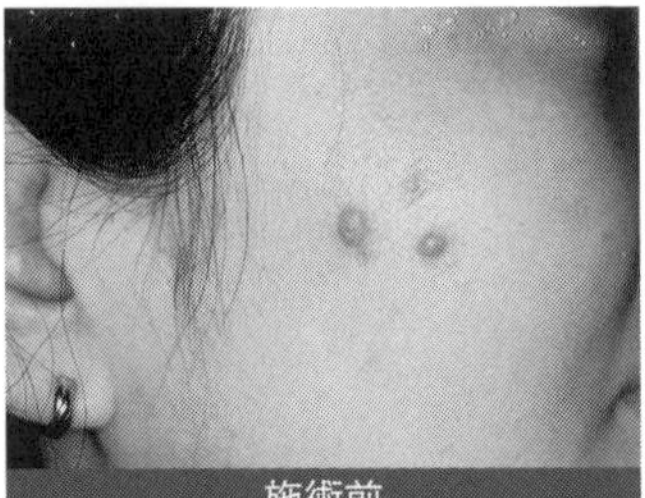

施術前

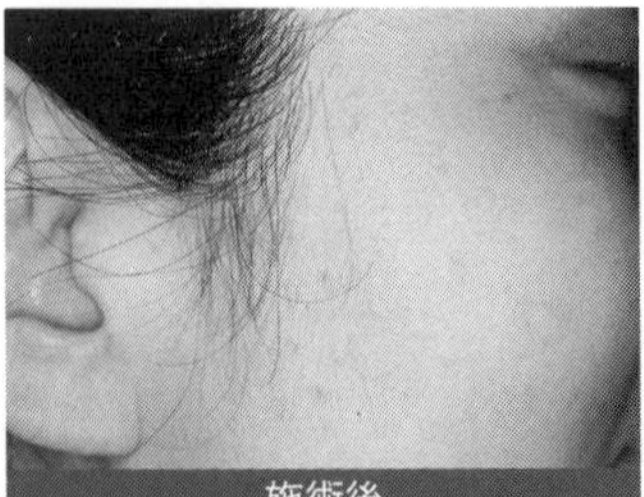

施術後

施術後すぐに吹き出物がなくなった。以後再発していない。

中に巡るのです。少しずつ体の力が抜けてきて気持ちよくなりました。その後も体調は良好です。本当に驚きです。

左浮き足も改善しました。立つと左足指が上を向いてしまうので、爪が靴の中で押されて底マメができてしまって、痛くて仕方ありませんでした。松本先生に診てもらうと下の歯茎と唇の間をぎゅっと押されました。これは痛かったですが、二、三度くり返し押してもらうとぴたっと指が地に着いて、足の指でジャンケンのグーができるようになりました。タオルもつかめるようになりました。おまけに外反母趾も良くなりました。その後も浮き足になっていません。本当に感謝しております。不思議です。

信岡葉子さん　主婦　上福岡市在住

ドクターより

下前歯と下唇の間の筋のしこりをほぐすだけで、すぐに足の指が変化しまし

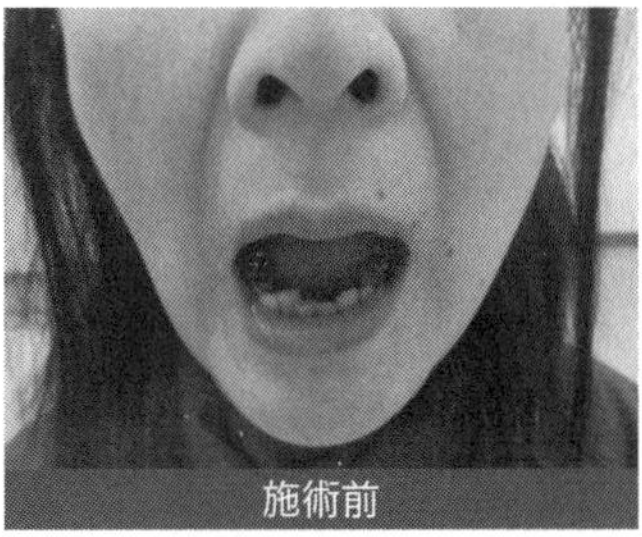

開口しにくい

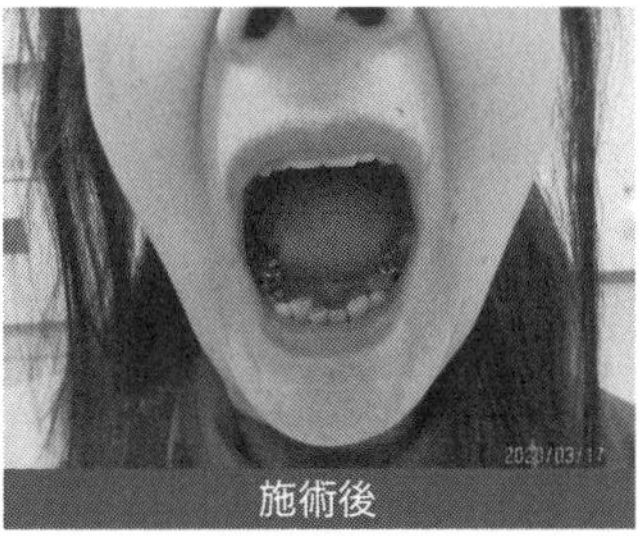

楽に開口

た。遠方より来ていただいていますが、いつも体と口内が軽くなって帰っていただいています。

右足の外反母趾の痛みが嘘のように消えて

昨日、差し歯が取れて慌てて松本先生のところへ予約を入れさせてもらいました。上三本と部分入れ歯、下八本と部分入れ歯、いつの間にか歯を失って歯抜けおばあさんです。

先生に取れてしまった差し歯を入れていただき、その後体のツボをいろいろ押していただきました。

すると不思議なことに、あんなに痛んでいた右足の外反母趾の痛みが嘘のように消えて、楽になっていました。帰宅後ふくらはぎを見てみると、これまでずっとみみず腫れのようになっていた右ふくらはぎの血管が、元に戻ってきれいな足になっていました。びっくりです！

先生が「歯の治療をして、口のなかが緩んで良くなると体のバランスがとれていろんなところが良くなるんですよ」っておっしゃっていました。

若いときからいろんなことに気づいていたら……

歯をもっと大切にしていたら……

この年になって自分の無知さを思いました。

「日々是好日」

津村伊都子さん　杉並区在住

ドクターより

一九九六年より来ていただいていて二五年、辛うじて残した歯で頑張っていただいたせいかときどき外れてくることがあります。これからも、なんとか現状維持をしていけたらと思っています。

歯を削らなくても痛みがなくなる

数か月歯が痛かったが、どういうわけか診療予約の電話を入れたら痛みが消えていました。歯の痛みと共に五十肩、右股関節に痛みがありましたが、予約当日軽く歯、首、手足をチェックしてもらっているだけで肩が上がるようになり、股関節も痛みが和らいでいました。

その後三日間は楽な状態が続いていましたが、やや痛みが戻った感じもします。先生に診てもらうとわずかな手当で歯を含めて体中が緩み、楽になるのが分かります。

一週間後、吉祥寺の駅で降りて診療所へ向かうだけで、急に足が軽くなり歩きやすくなりました。

治療台で説明を受け先生の考え方を聞き、軽く手を触ってもらっただけで、気になっていた腰痛がなくなり、歯の痛みがなくなりました。お腹のなか、口のなか、脳のなかにも酸素が入り込んだ気持ちになり、軽く足を触れてもらうと肩、首が緩み、気になっていた腕の力みも自然に抜けていました。
先生の話を聞いているだけで、素敵で楽しい気分になります。今日はマスクも外さず、歯の治療を受けていないのに口のなかが広くなり、開けやすくなり、唾も呑み込みやすくなり、体が楽になって帰宅できました。歯を削らないでも歯の痛みがなくなることがあるんだと実感しました。

唐木行子さん　国立市在住

ドクターより

初診時、右股関節違和感と左腕が上がらない症状と共に左下の歯の違和感がありました。これらは共通の原因があるように思われました、原因を探し出し歪みがなくなれば（腕が上がれば）口腔内も落ち着くと考え対応してみました。

歯医者さんに行くのが楽しみ（1）

歯ぎしり、くいしばりが辛く、友人の紹介で二〇一八年より通院。

〈松本先生に診ていただく前〉

- 正面の前歯が抜けそうに揺れていた。
- 顎全体に荷重がかかり、顎が疲労し夜中になんども起きることがあった。
- 腰痛、肩こりが酷く、月に一度以上、鍼灸に通院していたが、すぐにまた痛みがぶり返していた。
- 常に歯をくいしばっており、顎全体に荷重がかかっており、上顎全体が揺れていた。起きている時間のくいしばりが激しく、顎が常に疲労、ガムを咬むなどで痛みを和らげようとしていた。
- 歯ぎしり、くいしばりのせいか、犬歯が摩耗していた。
- 歯に隙間があり、常に同じ箇所に食べ物が挟まり、流血することもあ

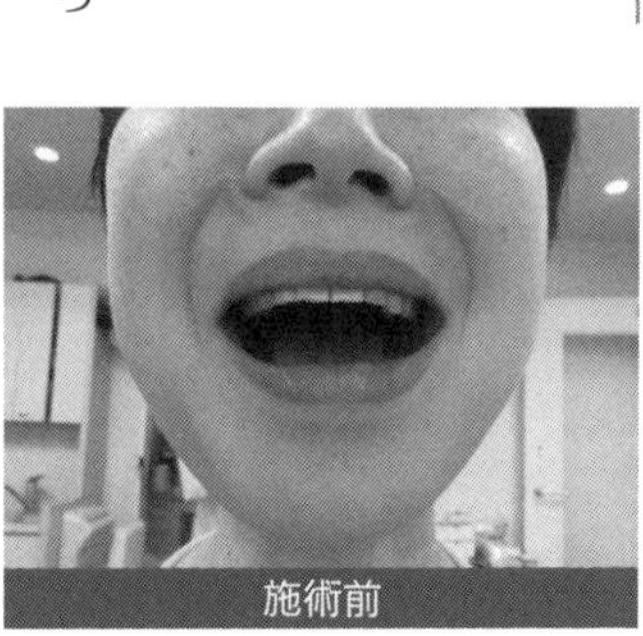

開口がむずかしい

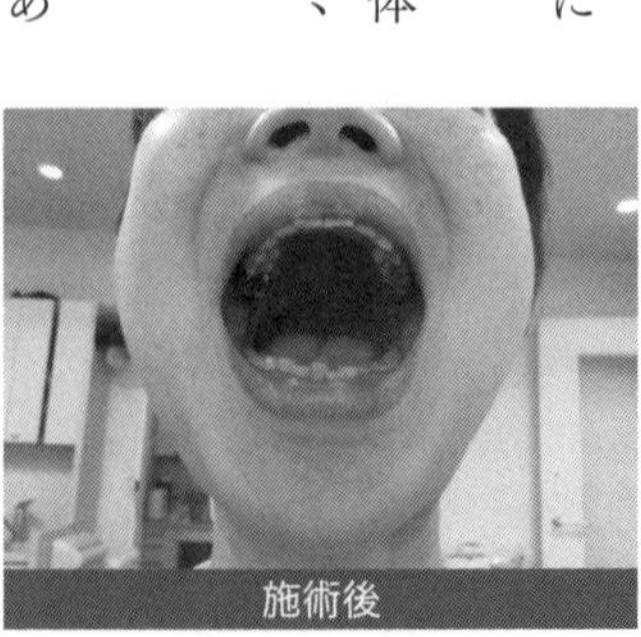

楽に開口できる

った。

●何度か歯医者さんに相談したが、どこでも歯列矯正を勧められ、そのままになっていた。

〈松本先生の治療を受け始めてからの変化〉

●削れてなくなってしまった犬歯の部分に、小さなとっかかりをつけていただけたことで、歯ぎしり、くいしばりが軽減し、夜中に起きる回数が激減している。矯正治療はしていない。

●体全体を診ていただけるため、治療後は体が軽くなる。

●口内以外の調整で口が大きく開くようになる、口内のスペースが広くなり、軽くなった感覚。

●上の前歯（歯茎）の揺れがなくなる。先生には「年相応のお嬢さんの歯」と言っていただけた。通い始めたころに、六〇歳で総入れ歯!!との宣告あり!!

●歯列矯正のような体の流れに逆らった調整ではないため、治療後の痛

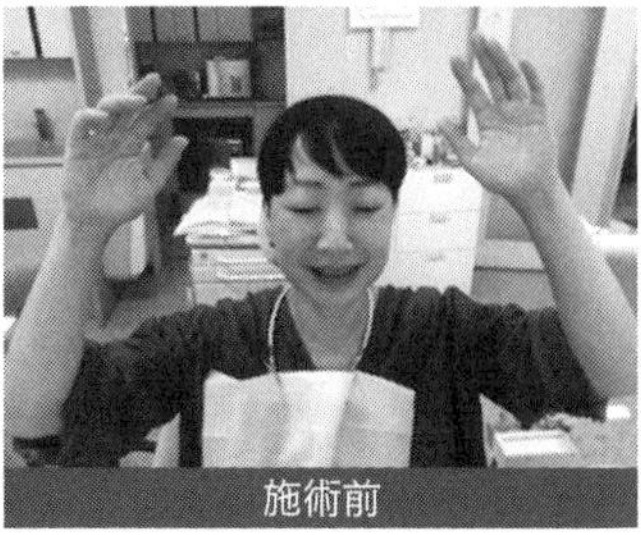

施術前

腕の挙上ができない

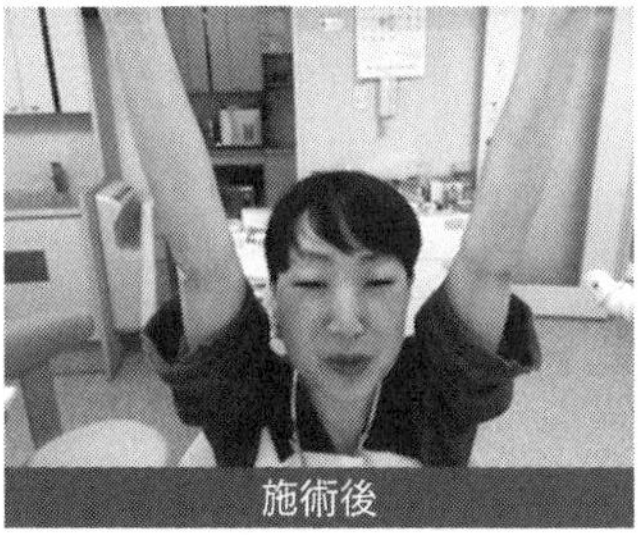

施術後

楽に腕が挙上できるように

み、違和感などを感じたことがない。カチカチカチと正しい位置に体が戻って行く感覚で、帰り道は常に体がスッキリしている。

●唇の乾き、皮がむけることが明らかに減る。顔の血行が良くなり、むくみが消える。

●首痛がなくなる。可動域が大きくなる。

●歯を削ったことはない。二年間通院し、親知らずを一本抜いたのみ。親知らずを抜き、デトックスしたように、口のなかだけでなく、体全体が軽くなった。

●診察していただいている時間の八〇%近くは、口内の直接の治療ではなく体の調整をしていただいているが、その調整で口内の不調が整っていく。体全体が繋がっていると実感する。

●悪い箇所を治療すると言うより、悪い癖を少しずつ調整していただいている感覚。自分の体に対する信頼度が上がる。

●松本先生に診ていただくようになり、鍼灸に通わなくなった。腰痛、首痛、肩こりが激減。

※先生のお顔を拝見すると、その時点でほぼ治っている感覚です。先生の不思議は計り知れない！　言語化するのが難しいです。歯医者さんに行くのが楽しみ！　という人生初めての経験。

遠隔治療の体験など(2)

〈経緯〉

●二〇二一年四月、慢性的な腰痛と顎への痛みを感じる。背中がつっているような感覚もある。雨で滑り、駅の構内で転ぶ。顎から階段に激突。顎を強打し、口のなかを切る。唇の裏側がえぐれる。

●翌日、予定通り通院し、先生にバランスを見ていただく。軸がずれているかも、といつも通り整えていただく。口内の痛み（外傷）は治らないものの、体が少し楽になる。

●しかし、それから一～二週間後、定期的に転ぶようになる。なにもないところで突然バランスを崩す、気づくと地面に顔が着いていた、など。背中がごく小さく痙攣しているような感覚が続く。腰の痛みも感じ、座ったり、立ったりなどの日常動作が困難に。横になるにも痛みを感じ、なかなか眠れなくなる。体のバランスがずれているように感じる。

●我慢ができなくなり、先生に電話。

〈遠隔治療〉

●電話で先生の声を聞いただけで、まずは相当楽になる（松本マジック！）

●翌日通院の予約をお願いし、その日は遠隔治療をお願いする。

●左手の中指を頭頂部にあてる。先生が電話越しに治療をしてくださる。左側の背中（いちばん痛みを感じる部分）に温かみを感じる。じわじわと体が温かくなり、最も痛みやひきつりを感じていた背中部分に特に温かみを感じる。

●通常通院の帰りに感じる体の軽さを感じ始める。痛くて困難だった動きが自然とできるようになる（屈む、座る、など）。

●可動域が広がる。体への信頼感が戻ってくる感覚あり。重心が下がり、安定感がでる。

〈通院治療〉

●久しぶりに熟睡できた感覚があるものの、起床後、痛みは多少ぶり返している。

●先生にいつものようにバランスを見ていただく。お姿拝見してほぼ治る！　のが通常だが、それでも多少痛い。直接治療をしていただき、体のなかから温かく、軽くなってくる。体がスッキリしてくる。

●急激に治る、というより無理なく正しい場所に戻していただけているので、その場限りではない体の信頼を戻していただく感覚。いつもどおり今回も。

●翌日、朝、一瞬背中に違和感を感じたが、すぐに自然に正しい位置に戻ることができた。

通院時、先生の「三〇分前」「二時間前」「昨日」と過去の意識に戻る掛け声？　で今との違いを感じることがあるが、今回初めて「明日」「金曜日」「土曜日」と未来の意識に飛ばしていただく。体はだいじょうぶと言っていた。

●そしてその通り、そこからは動けないほどの体の不調はありません。
●先生にいただいているのは、自分の体への信頼感。

高橋彩子さん　デザイナー　横浜市在住

ドクターより

初診時、年齢のわりに正面の歯の動揺がひどく、抜け落ちそうだったが、今はその不安がなくなりました。診療後、生き返ったと表現していただき、私もうれしい限りです。

「南風を得んと欲すれば、まず北窓を開く」

先生にはたぶん三五年くらいお世話になっています。この三五年の治療を通じ、「歯科医師は患者が痛がっていたらその痛みの箇所にその時々の最善の処置を施すことが務め」と。

一見当たり前に聞こえますが、ではその処方となると、「歯を削って悪いところをなくし痛みを抑える」ではなく、「体のバランスと口腔内の歯のバランスをとることで、痛みを生じさせている箇所の負担を減らし、その歯の持っている潜在力を引き出し、状態を回復させることで痛みを消し、元の健康な歯に復活させる」にとことんこだわっておられる。「人間の生命（いのち）には『誰もが自らが自らを整える力が備わっている』、でもそれで足りないときは『他者による整えに依り力を呼び戻す知恵が備わっている』」とのお考えが脈々と流れていらっしゃるのでしょう。

体を整えることで歯の健康も整えられる。結果、歯を整えることで体の健康も整えられる。歯と体は相互の関係であり、相乗の関係であると。

そうであるならば松本先生は「歯科医師」ではなく「整体歯（せいたいし）」と呼ばれるのが正しいのではないでしょうか。（「整体歯」は私の造語です）

さて私の場合。永久歯を削られた記憶はなく、口腔内のバランスを保つための加工（詰め物で歯の高さを増す）がほとんどでありました。三五年繰り返していますので、私の歯、特に犬歯の高さはドラキュラ並みになっているはずなのですが、あにはからんや実に普通です。

足したものは日々の激務に耐えきれずいつの間にか離脱、そうなって暫くすると歯の具合がよろしくなくなる。先生を訪ねる。先生も忍耐強くまたバランスをとって加工をされる。この繰り返しで三五年が過ぎました。永久歯二八本は今も健在です。先生！　これからも嫌がらずに「足す→外れる→足す→……」の繰り返しにお付き合いください。よろしくお願いします。

最後に。現代の医療現場は、専門性が重んじられドンドン細分化し、部分へ部分へとフォーカスされている印象を抱いています。「東西の医の理の融合」に着目するならば、歯科医師の松本先生が「整体歯」であるならば、胃腸科の先生は「整体胃」、眼科の先生は「整体視」、循環器科の先生は「整体循」、泌尿器科の先生は「整体泌」と呼ばれるようになるのが〝理〟なのではないでしょうか。私は医療の世界が〝ミクロワールド〟に突き進むのではなく、〝松本ワールド〟ににじり寄って来ることを願うものです。

丸山孝一さん　練馬区在住

ドクターより

右上最後臼歯が破折、ダメ元で残しましたが、かれこれ一〇年経ち未だ何とか機能しています。やはり下顎が後退すると痛みが出るので全身の調整。摩耗した前歯をプラスチックで高さを回復させると下顎が前に戻り、再び安定した状態になります。

電話を通して気を送っていただく

症状：腰痛・肩こり

一か月位前から立っているとき腰周辺の重心がとれない感じで、足底に力が入らない感じがしていた。そして突然ギックリ腰状態になりコルセットをしたが治らず症状が悪化した。

ＳＯＳで松本先生にお電話をし、電話を通して気を送っていただいた。電話中に足底に力が入り、身体全体に力が入った。

結果：腰痛がすっと消え、その場でコルセットを外した。翌朝にはラジオ体操が普通にでき、腰痛のない日々を送っている。

考察：二〇代から腰痛（整形外科的には問題なし）や肩こりがあった。ヒールの高い靴を履き、決まった肩にバックを掛け、座っている時間の多い仕事等のせいか、六か月に一度ぐらいは歯の詰め物が取れたり虫歯ができたりした。松本先生にうかがうと身体の歪みがみられるので歯だけを治療してもいけないと気をかけて歪みを治してくださる。

先生に診てもらうと身体が緩み、口腔が広がって、頭と足底に一本の芯が通った感覚になった。そして普段どれだけ力が入っていたかがわかった。

腰痛がひどくなるとマッサージに通ったがそこでも身体の歪みで筋肉の緊張がかたよっていると言われていた。

普段から身体をニュートラル状態にしないと歯、腰痛、肩こりさまざまな症状として現れると思われた。

N・Kさん　秋田県在住（六二歳）

ドクターより

東京から転居されて現在秋田県にお住まいの方。ときどき上京して対応していたがコロナ禍で上京が叶わず、やむ無く電話で遠隔で対応してみました。即電話の向こうで緩みを感じていただけたのでなんとかなったようです。脳への働きかけが出来ると距離は関係なくなります。ただし全ての患者さんとこのように対応できるわけではありません。永くつきあいがあり、信頼がある方だとこのようなことも可能となります。

驚きました

先生が背中に手を当てると、みるみる身体が緩んでいき、親指と人指し指の間（合谷）がコリコリしなくなった。

腹部のマッサージにより口のなかが広がったように、顎の動きが楽になった。

手の小指の爪下の反射点をきざむと、首まわりの動きがスムーズになった。

最後に左足首を正常な位置に戻していただき、横たわってしばらくすると、本当に右の歯が沁みなくなっていた。びっくり！

松岡夏子さん　会社員　府中市在住

ドクターより

手の合谷の痛みの軽くなる方向を探すと、それだけで体の調子がよくなります。

予約の一週前になると体調が良くなってきます

私は松本歯科へ通うようになってから何十年にもなります　今も月一回通わせてもらっていますが、どういうわけか、予約の一週間前になると体調が良くなってきます。前日には行かなくてもよいかと思うほどです。でも当日処置してもらうとビックリするぐらい体調が良くなり背筋が伸び、口のなかが軽くなり満足して帰ります。

ときには口のなかを全く見ないこともあります。また医院には骨格模型があるのですが、それを松本先生は触れるだけで私の具合悪い箇所がわかるらしく、間接的に「気」を入れていただくと途端に坐骨が落ち着き、座りやすくなるのがわかります。先生の指示で「頭を昨日の状態にして」と言われ、改めて座り直すと明らかにぎこちなくなり、昨日の状態に戻ってしまうのがわかります。もちろんもう一回良い状態にしてもらって帰ります。

神山伸子さん　練馬区在住

ドクターより

何をしても効果がない人がいる反面、この方は変化があったとき、すぐ良さを感じることが出来ています。口腔内が楽になり、診察の帰りには背筋が整って背が高くなったり、劇的な改善の感覚があります。改めて口腔内のチェックをしなくても変化が分かるので、まさに口腔内を触らなくてもよい歯科治療と言ってよいと思います。

口のなかが広がり唾の飲み込みが楽に

下顎が右偏位、足は右足が右方へ。膝も右偏位している。右足の踵に骨折後金属ボルトが入って完治したが、その後、痛みが残っている状態です。大学時代は野球のピッチャーとして活躍し、今もゴルフとスポーツ大好き人間であるが、ここ何年も何となく体調不良が続きドクターは体のバランスの悪さを指摘している。足を少し触るだけで体の左右バランスがとれるのがわかる。前腕のまんなかあたりを少し押してもらうととても気持ちが良い。即首が楽になり、肩から変な緊張が抜けていくのがわかる。同時に先ほどまで口を開けるのにギクシャクしていたのがスムーズに開き、口のなかが広がり唾の飲み込みが楽になり、まもなく足に温もりを感じ、同時に肘の違和感も軽減。また、あるときはストレスで腹痛もあったが、手足のわずかな調整だけで消えていったのには驚いた。

先ほどまで右偏位していた足先が揃い、逆に以前の足のポジションをとろうとすると苦痛に感じる。ドクターは首から下が整わないと口のなかが落ち着かないという。

結果を見ると十分納得できる考えであると思う。

安倍一成さん　杉並区在住

ドクターより

最近は口腔外の胃腸の訴えが多く、そんなときいつも右足首の外旋、下顎の右方転位がみられます。癒道整体のソフトタッチで全ての症状がなくなり口腔内が安定します。

肩や背中がみるみる軽く

わたしは現在六三歳です。

松本先生には、五〇代半ば過ぎからお世話になっています。

わたしが診察椅子に腰を掛けると先生はまずわたしの首筋、そして手の親指と人差し指の間に指を軽く押し当て、「張ってるね～、こってるね～」と残念そうな表情を浮かべられます。

「大きく口を開いてごらん」と言われたわたしの口は、ほとんど開きません。

わたしは四〇代くらいから、日常生活に困ることはないのですが、パソコンを使った事務仕事で肩や背中がこりやすく、加えて顎関節が歪みやすくて咬み合わせが悪く、そしてまた左足首に力が入りづらい、座骨神経に痛みがある、などの自覚症状がありました。

歯科の受診でありながら、松本先生は、わたしの歯の様子を見てまず、わたしの症状について指摘をされ、それから診察を始められます。

その診察は指に軽く圧を加えたり、背に軽く触れられたり、足指や足首に少しだけひねりを入れたり、というものです。先生に処置していただくと張りやこりのあった肩や背中がみるみる軽くなり、口も大きく開けることもできるようになります。不思議です。

本来の歯科の治療でも咬み合わせを調整していただくと、さらに張りやこりが消え、下半身の弱さや痛みが解消します。

咬み合わせの調整は歯が減っていってしまう削り取りは一切なさらず、足りなくなっている歯の部分に足し合わせをされます。

このような松本先生による歯科の診察と治療で骨格のバランスを含め、体全体が軽やかな快調な日々を送ることができています。

S・Sさん　弁理士　武蔵野市在住

ドクターより

仕事柄パソコンを常時使用しています。日にマウスを七〇m動かしているそうですが、手の橈骨・尺骨・手根骨に負担がかかり結果的に顎関節、全身的に悪い影響を与えているものと思われます。

不思議な現象は毎回診察のたびに

新型コロナウイルス懸念で通院を控えていたため、約五週間ぶりの診察。歯の状態が特に悪くなっているという感覚はなかったのですが、首がこり固まって動きが悪くなっていたり、上の歯の位置がまた前に動いて戻ってしまった感覚が若干ありました。

診ていただくと、まずは歯とは関係ない、右中指と小指の第二関節が曲がっていることに先生が気づかれ、何やら足首のあたりをちょこちょこっと調整。手の甲は背中に見立てる、と言いながら、手の甲を手首に向かってさっと撫でる。

そして先生は「片手を前に出して、昨日のことを思い浮かべて」と言いながら腕を軽く上から押す。すると、私の腕は力が出ずになすがまま動いてしまう。でも「頭を今の時間に切り替えて」と言いながらまた腕を押すと、強めに押されても抵抗できるので腕は動かない。

この不思議な現象は毎回診察のたびに起きます。手の親指と人差し指の間の骨の状態を確認しながら足や膝をちょっと動かして調整したうえで腕の抵抗力テストをすると、昨日に意識をもっていくとふにゃふにゃ、現時点に意識を戻すとしっかり抵抗することができるのです。

そしてこの日は、まっすぐに伸ばすことができなくなっていた右中指も自由に伸ばすことができるようになっていましたし、口のなかの空間が広がった感覚があり、口の開け閉めをスムーズに（顎がカクカクすることなく）できるようになっていました。右中指の状態はその後もキープできています。

体の骨格（の歪み）が口腔内に表れるというのは驚きでしたが、実際に何度も体験しているので、今では納得しています。

鎌田多紀さん　同時通訳　杉並区在住

ドクターより

下顎が後退して初診時は首も硬く口内も狭かったのですが、未だ不十分ではあるものの、本来の位置に落ち着きつつあります。

施術後面白いことに頭の中でたとえば〈一五分前〉をイメージしてもらうと途端に先ほどまでの不快な状態が再現され、首の左右への可動域の減少や、肩が重くなったりします。その後、〈今〉にイメージを戻してもらうと瞬時にリラックスの状態に戻ります。驚くべき現象ですが、脳が同調するとこのようなことが起こることをＣＷ療法の伊東先生から学びました。

全てをあるべき位置に戻してくださる治療

松本先生との出会いは一〇年位前になります。以前、私が勤めていた歯科医院の歯科医と知り合いで紹介していただきました。歯科医院には歯科衛生士として勤めていました。

咬み合わせに関しては少し知識があると思っていました。しかし、松本先生の治療を受けると常識的な知識が通じない世界があることを知りました。先生は、歯の痛みや歯の沁みる症状の訴えに対して、その歯の治療をしません。「バランスが崩れているから、その症状が出ている」と言われ、咬み合わせを調整して、体をほぐしてくださいます。一番最初に治療を受けたときには、驚きました。

「歯の治療――削ったり、詰めたりしない歯科医ってなに？　今まで私が携わってきた治療と全く違う！」と戸惑いました。

でも、先生の静かなお話の仕方と、咬み合わせで治っていく自分の知覚を素直に信じて今に至ります。

今では、口角炎・肌荒れ・肩こり・花粉症まで治していただいています。消化器内科に通っていても治らなかった吐き気が、咬み合わせで治ったときは、先生がいつもおっしゃっている通り、「症状が出た箇所だけ治そうとしてもダメなんだよ」「全体を見て崩れているバランスを整えることが重要」の意味が身に染みました。

先生の治療は、目に見えるものだけを信じる人には効かないかもしれません。その方々は、損をしていて残念です。

昨年（二〇二〇年）の三月、新型コロナウイルス感染症の人が増えてきた頃、私の妹が高熱を出しました。熱を下げるため使用した冷却ジェルシートにかぶれ、顔が腫れ上がったとき、先生に相談しました。妹も以前先生の治療受けたことがありました。「遠隔治療をしましょう」とおっしゃり、私を通して妹を治療してくださいました。コロナが怖くて病院に行けず別人のような顔になっていた妹は、その日から腫れがひき始め完治しました。

私は現在も月一回の頻度で治療に通っていますが、診察室に入るときには、体調が良くなる現象が起きています。不思議な治療ですが、私は先生の治療に出会えて感謝しています。

平沢かおるさん　歯科衛生士　昭島市在住

ドクターより

歯科関係者に理解していただき感謝です。

作り替えずに治す

歯列矯正の先生の紹介で松本歯科に通うようになり四〇年になります。今でこそ咬み合わせの治療は一般的ですが、先生はすでに当時から咬み合わせと全身の関係を言っておられました。

作っていただいた入れ歯の調子が悪くなって作り替えを希望したのですが、手足を調整されて特に足首と踵の調整だけで咬み合わせが良くなり落ち着いて、作り替える必要がなくなってしまいました。「入れ歯が調子悪くなったら体が歪んだサインだよ」と言ってくださいます。入れ歯も体も楽になって助かります。

原トモ子さん　東大和市在住

ドクターより

ときどき下顎義歯が痛んできます。本人は義歯裏打ち材を使用してその場しのぎをしていますが、顎の位置の狂いが解消されない限り本質的な解決になりません。そのようなときは、いつも下顎が後退しているので首から下の調整を行なうと、義歯を触らずともあっという間に改善します。

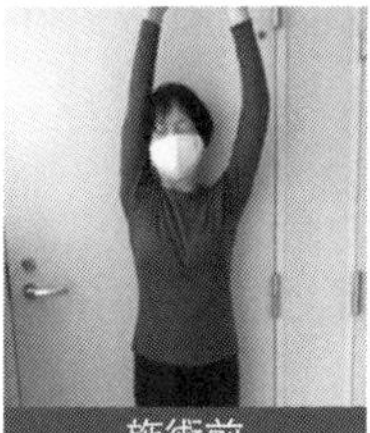
施術前
左腕がまっすぐ挙がらない

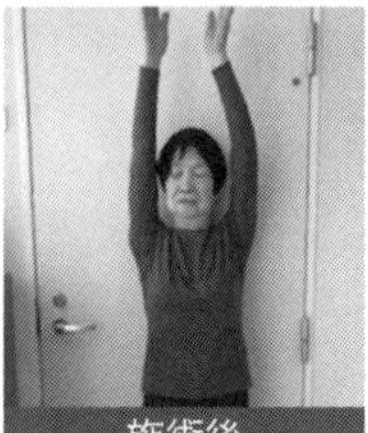
施術後
楽に挙上できるように

「気」を送ってもらうとフワッと軽くなる

松本先生にお世話になって、はや二〇年になります。大学生だった私は母（耳鼻科医）の紹介で通い始めて、咬み合わせの治療をしてもらうと痛かった歯（知覚過敏）が楽になり、歯を削られなかった安堵で通い続けました。もともと咬み合わせがよくない上に国家試験などのストレスでくいしばっていたため、身体を緩める治療をずっとしていただきました。「気」というものは私はよくわからないのですが、とにかく先生が身体の所どころを捻ったり押したりすると不意にこっていた所が軽くなり、いつも狐につままれたような気分でした。

縁がありアメリカに移住してからは通えなくなり、こちらの歯科医にインプラントを勧められたので電話で松本先生に相談した所、なんと遠隔治療していただきました。職業柄首がすごくこりやすく歯もくいしばり気味になるのが、先生が「気」を送ってくださると顎から肩にかけて緩むというのか、フワッと軽くなりました。口腔内が広くなったように感じると緩んだサインで、ひと月ほど続きます。この状態が長続きするようにストレッチを心がけています。

二一世紀に非科学的な、と思うかもしれませんが、獣医師である経験上、説明のつかない身体の不思議がままあることを知っています。また、科学の発展はニュートンのリンゴしかり、不思議を突き詰めて「この理論だと説明ができる」ということの蓄積です。ですので先生、先生の治療が効くのでまた電話させてください。

新井レオンさん　獣医師　米国サンディエゴ在住

ドクターより

以前からくいしばり癖があり、処置してもくいしばりから解放されない限り、悪循環をくりかえします。幸いこれだけならある程度電話で対応できるので時々遠隔治療を行なっています。

帰りは杖なしで

口腔内に強い安定感の欠如を感じ、入れ歯も調子悪く、腰痛もひどく、さらに右足に痺れまで出たので、杖をついて松本歯科を訪れました（以前歯の治療してもらったら腰痛が良くなったことがあったので）。

咬み合わせの調整（入れ歯の調整）をしてもらうと整形外科に行っても治らなかった腰痛が腰に触れることもなく、レントゲンを撮ることもなく途端に良くなり、身体まで軽くなりました。さらに足に温かみが出てへっぴり腰だったのが背筋が伸び背が高くなり、帰りは杖なしで帰宅できました。三週間経った今も腰の調子は良好です。口のなかと身体全体のバランスが密接に関連しているのを実感しました。

永宮淑子さん　主婦　武蔵野市在住

ドクターより

電話をいただくときはいつも口腔内の異常と共に腰痛も併発していました。必ず首、肩、腰、足に歪みがあるのでそれを軽く整えるとすぐに口腔内も腰も解決します。なにをしても好転しない方がいる一方、この方のようにいつも簡単に良くなってくれる方もたくさんいらっしゃいます。

脳が変わると身体も変わる

四年前、右下奥の歯が臭うように感じ、友人の紹介で松本歯科を訪れました。レントゲンを撮ると、昔治療した奥歯の根が割れていて抜かざるを得ない状態と診断されました。入れ歯になるのは嫌だったので、根を二本に分けてなんとか残してもらい、抜かずにすみました。

その後は具合よく使っていましたが、一年経ったころ再び腫れました。今度こそ抜くことになるかもと思いましたが、先生はまず身体の歪みをみて、手首や背中に軽く触れて整えた後、犬歯にプラスチックを足して、これ以上奥歯に負担がかからないよう治療してくださいました。すると腫れも引き、今回も歯を抜かずにすみました。痛くてご飯も食べられなかったのに、治療後すぐ普通に食べられるようになっていたのには驚きました。

それから三年経ち、また同じところが腫れました。忙しい日が続いて身体が弱っていたようです。レントゲンを撮ったとき、顔が垂直ではなく、やや左に傾いていると指摘されました。先生が軽く顔、頭、手足に触りながら体の傾きを網整すると、首、肩、背中、腰が軽くなって、口のなかも広くなった感じがしました。それと同時に痛みも和らぎ、鏡を見たら顔の腫れもなくなっていました。

右手を肩のラインまで上げ、先生が「一時間前」と言って軽く右手を押すと下に落ちてしまうのに、「今」と言うとまっすぐに保たれて微動だにしないのが不思議でした。脳を一時間前に戻すと、身体も一時間前の状態に戻ってしまうそうです。

脳が変わると身体も変わるということがわかり、歯が痛くなる要因は身体の歪みからきていることを実感しました。歯を削ったり痛み止めの注射を打ったりせず、身体全体を診て改善していただけるのがありがたいです。

中村真由美さん　武蔵野市在住

ドクターより

右下の一番奥の歯が抜歯寸前の状態です。他の歯はさほど悪くないので、おそらくだいぶ以前に無理な力がこの歯にかかり小さい虫歯になり処置はしたものの、無理な力がかかり再び欠けるなどの不都合が起こり、また処置はしたが……、の繰り返しでいつの間にか残根状態になってしまったのであろうと推察します。歯のブラッシングが悪かったというより長年バランス上の無理がかかっていたのだろうと思います。今回は前歯にCRというレジを貼り付け奥に無理がいかないように対応しました。いまだに抜かないで済んでいますが、どこまで残せるか不安はあります。

健康維持の秘訣

平成一二（二〇〇〇）年当時勤務していた大学病院の友達から松本先生を紹介していただきました。産婦人科の研究室に勤務しており、病院は働きに来るところ、自分は極力お世話にならないようにと、健康維持を心がけていました。

しかし、初めて松本先生の身体を整えるという（バランスを良くする）治療を受けたとき、歯の咬み合わせ、身体のバランスは全身の全てと関連し、健康のもとはここにあると思いました。それ以来二〇年ずっと先生にお世話になっています。

先生が頭部や顔、腕の一部や足首を少し撫でる程度で（部位と方向性が大切）顔のバランスが整い（ホウレイ線も薄くなる）、口腔内が広く感じます。腹部の緊張がとれ、腰が軽くなります。手足が軽くなり、上がらなかった腕が嘘のように上がるようになります。まさに松本マジックです。

最近では自分でも整っていくのが、はっきりとわかるようになりました。

全ての人が私のように口のなかと全身の関係がわかる人ばかりではないらしいですが、私にとっては最高の治療と感じています。松本先生が手の合谷というツボに聞くと全部の結果がわかります。

さらに、不思議なことに脳の時間を戻すと、例えば「昨日に戻してみて」と指示されると、上がっていた腕が途端に上がらなくなり、体調の悪さがはっきり戻ります。もちろん快適な状態に再び戻していただいてから帰ります。

私の場合はその快適さは三週間ほど続きます。毎月定期的に通院していますと口のなかの良い状態がキープされます。歯の処置の前に、ほぼ良くなっているので普通の削られる歯科治療に耐えなくてよく助かっています。

しばらく受診できなくて期間があいてしまいますと、左右の身体のバランスが崩れ、一〇年前に捻挫した右足首が痛んできます。左右の膝の間隔が開き方向がバラバラになる等、さまざまな症状が現れます。まさに身体のバランスが崩れて歪んできていると感じます。そんなときは口腔に力が入り顎関節が痛み、首がコリコリにこって身体中が軋んでいるような感じです。

定期的に松本先生を受診し身体を整えていただくことは、私が健康を

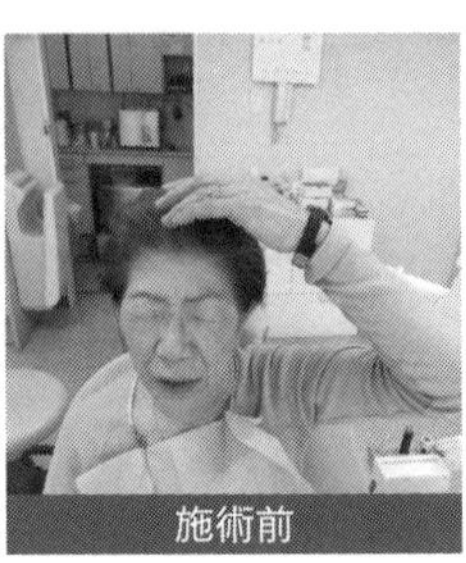

腕の挙上ができない

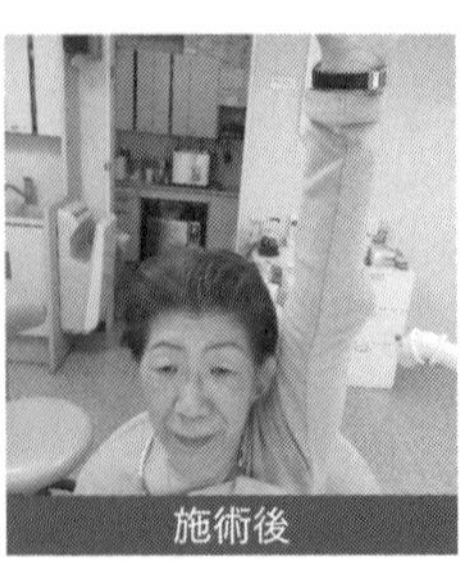

まっすぐ挙上できるように

維持できる秘訣です。

椨林充子さん　臨床検査技師　練馬区在住

ドクターより

二〇〇六年に初診、一五年経過します。当初それ以前に痛めた捻挫があり、また二週に一回は頭痛が出ていて首のこりもありました。当初、脚の長さも左右差が大きかったのですが、身体の調整で自然に整いました。現在は慢性的な痛みに悩ませられることはなくなっています。

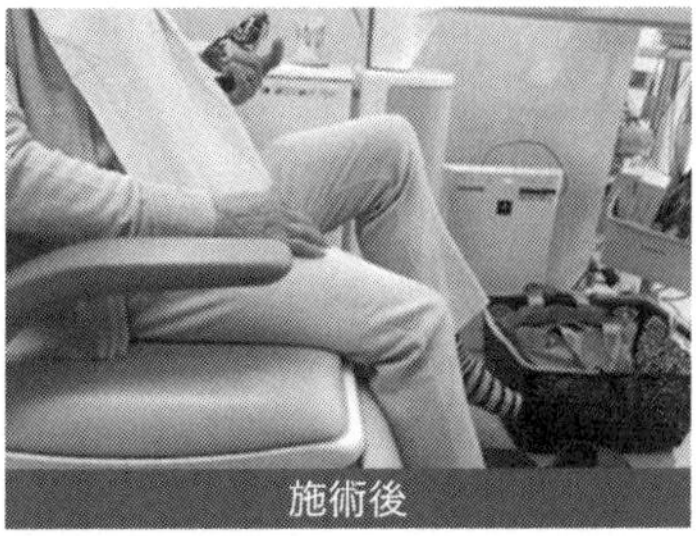

痛くて曲がらなかった膝が楽に曲がる

腕が上がるようになった

義歯の不具合で松本歯科を訪れました。先生は歯の不具合は体の歪みからくるとの考えをお持ちです。私はテニスのコーチをしていますが使いすぎて肩が痛く腕が上がらず、整形外科で一部腱断裂と診断を受けてしばらくテニスはお休みせざるを得ないと考えていました。

先生は口のなかのバランスを整えるためと称し指をなで、手首、足首に触れ、それだけで一〇分も経たないうちに、開口が大きくできるようになっていました。同時に腕の挙上を試みると、なんと上まであがるではありませんか。体の歪みは体にも口腔内にも現れ、一方だけが良くなるより全体が同時に良くなることは理想であり、よくあることであるとの説明を受けました。

松尾嘉智子さん　テニスコーチ　練馬区在住

ドクターより

癒道整体によると肩のトラブルは同じ側の親指の付け根、中指MP関節の人差し指側、足首の外踝との関連が示されており、そこに軽くさするようにアプローチするだけで奇跡のように腕が上がりました。触れるだけなので患者さんには全く負担をかけていません。あまりに簡単な処置に何が起こったか理解できないようすでしたが、時間を戻すと再び腕が上がらなくなることを体験してもらいました。もちろん再度良い状態に戻して帰っていただきました。

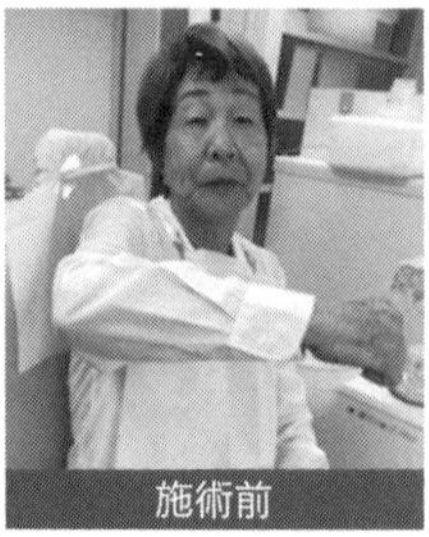
施術前
腕の挙上ができない

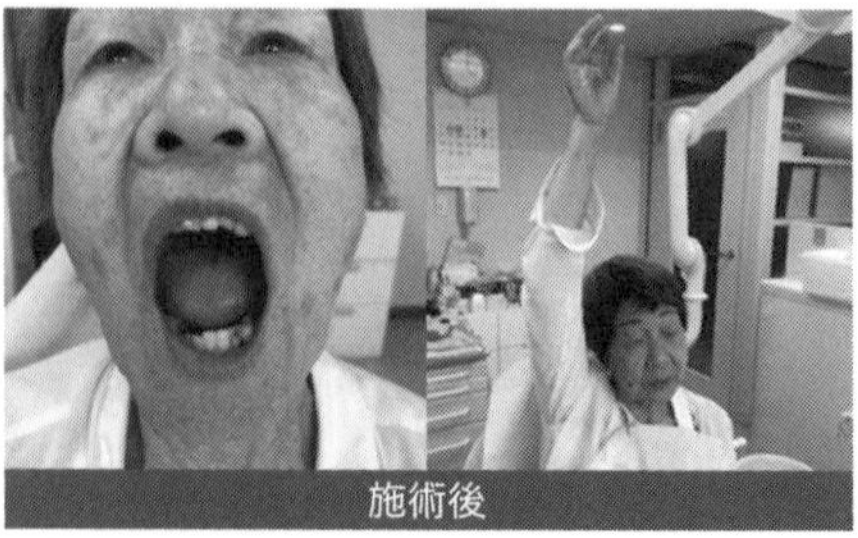
施術後
楽に挙上できるようになり、開口も楽になった

自分の体からのメッセージに耳を傾けたい

昨年（二〇二〇年）一〇月終わりのことです。数年前に治療を終えた歯が突然痛みました。「歯が痛い!!」ではなく、「歯の根っこ——歯肉が腫れて痛い」でした。鎮痛剤を飲んだもののまったく痛みがとれませんでした。

「いよいよ歯を抜かないといけないのかな？」とあきらめにも似た喪失感。歯医者さんに行くのはいやだと言っていられない痛さで、夜も何度も目が覚めるありさまでした。

あちこちネットで調べ、口コミ、友人に聞いてみましたが、どこも三週間待ちの状態。一日でも早く診てくださるところをと、行き着いたのが松本先生のところでした。

こちらは友人のおすすめで、「変わった先生だよ」「おもしろい治療なのよねー」ということでした。

初めての診察で先生は、「○○さんの紹介なんだね。聞いていると思うけど、僕、歯の治療はできるならしたくないんだよ」

「？」

先生は私の咬み合わせを見て「ズレているよ。こうしてみて」と指示されました。先生の教えてくれる方向に咬み合わせを意識して修正してみると、

「あれ？　口のなかが広くなった。舌が歯にぶつからない。唾液が出てきた……」という変化がありました。その後歯の高さを合わせていただきました。

麻酔をしてガリガリ削って痛い治療になるんだろうな……と思っていましたが、まったく痛くありません。

これで歯肉の腫れ、歯根の痛みが治るんだろうか？　半信半疑のまま診察室を出ました。

翌日、「？　痛くないかも？」

さらに翌日、「？　治ってる？」

次の予約の日、先生に「痛みが不思議ととれているんですよ」と報告すると、満面の笑み。そして「首から上の歪みは、首から下の歪み」と教えてくれました。

そうしたところから「肩こりが……」「首のこのあたりがこっていて……」「全体が疲れているんですが……」と話すと、さまざまなツボを教えてくれ、ゆるゆるになった肩・首をイメージしながら触れると本当にウソのように緩んでいくのです。

頭の形・頬骨の高さ・頭蓋骨の歪み等々、意識を向けるだけでどんどんもとの形に収まってきます。歯の治療に来たはずですが、身体の歪みが治療にいくほど整っていくのです。

また待合室で待っている時間、ただ待っているだけですが、鼻づまりがなくなった、身体全体がゆるんできた、口のなかの空間が広くなってきた、歯のくいしばりをしていない……と身体が整っていきます。

現在、こちらに来るきっかけとなった歯肉、歯根の痛みはほとんどありません。痛むときは咬み合わせを意識しズラしてみると治っていきます。

「病になる前には痛みや違和感としてサインを送っています。
なぜ痛むのか？
どうしてこっているのか？
自分にしかわからない感じをどう受けとっていくか？
身体は精巧にバランスをとっています」と先生は教えて下さいます。

痛い治療を選択する前に、自分の体からのメッセージに耳を傾けたいです。

歯の治療に通いながら、歯のみならず、身体が整い、心が静けさをとり戻していきます。

治療していただいたときの感覚・空気感をより鮮明に思い出すとき、

身体は治療後の整った状態に戻ろうとしているようです。

病は治してもらうものではなく、自らが気づき、整えていくことで、知らぬまに身体が整っていくのではないかな、と感じています。

先生のもとに来られる幸せを感じています。

いつまでもお元気でいてください。

S・Yさん　看護師　武蔵野市在住

ドクターより

いつも右足に重心がかかっていて、それだけで体に偏りがあるのがわかりました。このタイプの方は初診時に行なう足の調整で重力バランスが整い、極端に好転する場合があります。長期にわたる重力バランスのズレは、身体全体にそれほど大きな影響を与えるのです。

身体全体にパワーが溢れて

松本先生の歯科治療は、ちょっと…、いいえ、かなり不思議な治療です。まずは身体のバランスをみて、歪みを整え、身体の全体をふわっと、緩めてくださるところからスタートします。

「いくら口のなかだけ整えても、土台となる身体の歪みをそのままにしていたら、口のなかのバランスはますます狂ってしまうはず。なので、まず身体のバランスを整え、その人自身が本来もっている力を十分に出せる状態にしたら、もしかしたら口のなかをいじらなくても良いかもしれない。口のなかはなるべくいじりたくないんです」

歯の問題は、決してその部分だけのことではなく、身体全体のことと関連していると、考えていらっしゃる先生は、そんな風に言いながら、身体のバランスを毎回整えてくださり、その後、口の中の治療をしてくださいます。

先生の歯科治療は、極力歯をいじらないで、どうにかしようとしてくださいます。

初めて先生の所へうかがったときも、抜歯してインプラントにするしかないと三軒の歯科医院から宣告されていた奥歯の被せものが外れ、ぽっかり穴が空いた状態でうかがいました。初日、先生はその歯を触ることをしませんでした。

後日、「歯茎も腫れているということは、なにか問題がある状態ということ。そんなときに、無理にいじってしまうと、より歯も弱ってしまう可能性があったから」と、その日治療をしなかった理由を教えてくださいました。

その後、先生は丁寧に根気強く、ぽっかり穴の空いた奥歯の治療をしてくださり、三軒の歯医者さんから見捨てられた歯は、今もしっかり活躍してくれています。

しかも、その初診の頃ですでに五〇歳を越えていた私は、膝や腰など、身体のあちこちに痛みを感じており、「ま、年齢的に考えたら、そんなガタが出てくるお年頃よね。仕方ない……」と自分自身に対して、あきらめ納得させようとしていました。

ところが、その身体の不調も先生が歯科治療のために整えてくださることで、すっかり改善。どんどん身体にパワーが溢れ、集中力もあがり仕事のパフォーマンスもよくなり、元気に楽しく毎日を過ごすことができています。

松本先生にもっと早くに出会うことができたら、私の歯もこんなにボロボロに醜い状態になっていなかったのではないかと思います。とはいえ、先生に出会えて本当によかったです。

いつまでもお元気で、皆さんの口のなか、そして身体を整えていただきたいです。

外島美紀子さん　港区在住

ドクターより

大臼歯に酷い根尖病巣がありましたがぐらつきはありませんでした。レントゲンでも大きな影がありましたが、ダメ元で治療させていただきました。体のバランスも改善した効果があったと思います。まもなく六年目を迎えますが幸い問題なく使えています。

自然の力はありがたいと思います

松本歯科は不思議なところです。母も松本先生のところに長年通っていて、今は本籍のある西宮市に引っ込んでしまいましたが、今でも、「歯医者に行く」という意味で「今日は松本先生のとこへ行く」と言うぐらい、お世話になりました。昔から先生は義歯を作るのもひとに頼まず、ご自分で作られます。一種の趣味、だそうです。それに、歯の咬み合わせに対しては執念を持って、何度も何度も直されます。

私の歯の状態は、中学のときに「アナタの歯茎は三六歳ですね」と言われたことがあり、現在、ほかの先生に診察してもらったら、たぶん「全部抜いて総入れ歯にしたほうがいいのでは？」と言われてしまうぐらいの、どこもかしこもグラグラといっていいほどなんですが、そのグラグラの状態が、先生のところへうかがって、先生にそれなりの処置をしていただくと歯が確実に定位置におさまり、口のなかもひろがり、唾液も出やすくなるのです。

処置といっても、先生はたまにしか、私の歯を診ません。それよりも、まず、左右の頬骨の位置がずれていないか、頭蓋骨の左右の凹凸や硬さが違わないか、などを、そっとさわって観察され、そのあとで、右手の親指と人差し指の間を揉んでみて、コリコリと硬かったら、私の身体のどこかにストレスがあって、それが原因で、歯茎の腫れを起こしているのだろうという考えから、診察されます。その日によって痛いところや歪んでいるところが違い、あるときは左足のくるぶしの骨をぐいっと内側に寄せるようにすると、にわかに右の脇あたりにぴぴっと電気のようなものが走り、左上の歯茎が腫れて気持ち悪かったのがすっと楽になったりします。

不思議なのは、松本歯科に予約してある日が近づくと、歯茎の腫れもおさまるのです。一か月に一度ほどしか行きませんので、その途中で調子が悪くなったりしたときには、松本歯科の診察室と、窓から見える青空と、そして先生の笑顔を思い出すことにしています。そうすると、すっと、痛さが遠のいていく感じがするのです。そして、先生から教わった、「こうすればラクになるでしょ」というポイントを思い出し、実行します。人それぞれに違うと思いますが、私の場合は、左足の踵のほうに重心を置いて立つこと、みぞおちを両手の指先でちょっと押さえてみること、右の前腕を左手でつかんで外側にまわし、左の前腕は右手でつかんで内側にまわすこと、それから、左右の小指の第一関節から爪までの間の外側を七か所、細かく右手の人差し指の爪でちくちくとさわってみること（たしか、これは頸椎に連動しているとか）、などなど、文字で書くと、たいへんそうに見えますが、器官はすべてつながっていることを思い描きながら押さえていると、それなりに自分の身体が反応してくれるので、気持ちもほぐれてきて、自然の力って見えないけれど、ありがたいなと思っています。

そういえば、松本先生は、身体のなかのすべてが通じている、つながっているだけでなく、世界や宇宙もつながっていると思われながら、治療していらっしゃるようです。

この間も、右手の手首の内側の真ん中がS極なので、同じくS極の左手の人差し指でそこを押さえると、身体のストレスが抜けて、ラクになるよということを教わりました。また、坐禅や体操したりするのに呼吸が大事であることを考えると、呼吸法も世界や宇宙、つまり、自然とつながるためには欠かせない要素で、先生は、「女性は尾骶骨から背中へ、そして頭へと息を吸って、そして、頭からおなかへ向かって吐く、男性はその反対なんだよ」というようなことを、ちらっと教えてくださったりします。

歯の治療以外に、このような話をされたり、例えばくるぶしの骨をさわったりするのは、来院される患者全員ではないそうで、こういうこと、つまり、歯を直すには根本から、というような治療をしてもいいかと、ずいぶん前にアンケートのようなものに承諾した記憶があります。科学的根拠がないと信じない人たちにとっては、先生のおっしゃることに対して反発される方もおられるからだと思います。そういう人たちもまた、それはそれで、ご自分の信じる治療を受ければいいわけですが、この世に生まれてくる生命自体がまだ、科学的に解明されていないのですから、科学的根拠がないという理由だけで、先生の提唱される「歯を削ったりすることより大事なことがある」という提案や見解、処置法を黙殺せずに、いちどは素直なこころで、耳を傾けてもよいと思っています。

津高里永子　ピアノ教師・俳人　杉並区在住

ドクターより

音大出で俳人でもある津高さんはさすが強い感性をお持ちで、右手手首掌側にSの文字を書いたシールを貼るだけで嚥下が楽になり、Nの文字を貼るときつくなります。左手示指の先（Sの指である）を同部に触れるだけで体が楽になることを教授（伊藤修ハンドトリートメントの応用）しました。

地球という大きな磁石の上であらゆるものは磁性の影響を受けています。人もまた磁性体なのです。耳のツボは上が脚、下が頭――母親の胎内にいるとき胎児は通常下に頭を置いていることと関連しているのだと思います。「北枕」の言葉がありますが、人の頭頂はNなのです。体の各部は極があり例えば右手の示指尖はNであり中指尖はSです。左手は反対です。指先の対応だけで嚥下が楽になったり、辛くなったりするほど、人の体は微妙なのです。

「不思議な治療」

「歯が痛くて歯医者に来ている」はずが、診察時間のほとんど歯を診ることなく先生の「不思議な治療」を受け、最後にちょっとだけ歯を診るという診察スタイルを受けてもう三〇年あまり。

「不思議な治療」と申しますのは、歯が痛いと言ってもすぐに歯を診てくれません。先生の手から何らかのパワー（「気」というものでしょうか）が出ているのだと思うのですが、手の甲や手のひらを押すだけで歯の痛みが取れたりします。つまり何をしているのかサッパリわからないので「不思議」なのです。電話からもこのパワーを送ってもらったこともありましたが、歯の痛みが嘘のように和らぐと信じないわけにはいきません。

この「不思議な治療」のおかげでアトピー性皮膚炎は出なくなり、膝の痛みもなくなり、腰の痛みは何度治してもらったことでしょうか。先生のパワーをいただいていつも歯医者から帰っています。

N・Oさん　会社員　練馬区在住

ドクターより

二五年前、左眼下に治らない湿疹がありましたが、口内のバランスが良くなると三日後には薄くなり、一か月後には消失、以後再発していません。でも少しバランスが崩れるとあちこちに症状が出ることがあるようです。

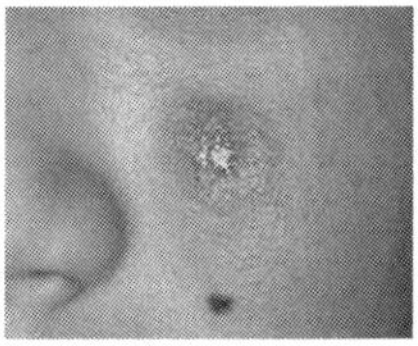

左頬に貨幣状湿疹

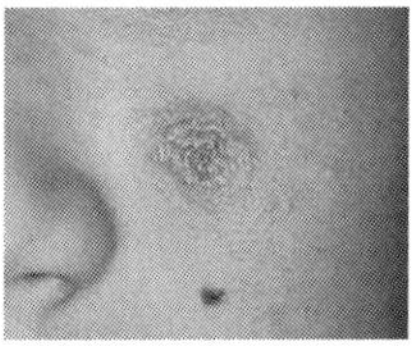

施術3日後

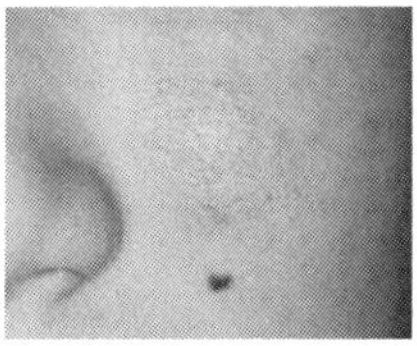

1か月後消失

頬骨の骨折で咬み合わせに違和感が

転倒時の左顔面強打による頬骨骨折で、頬骨とこめかみと腰に痛みがあり受診しました。

施術していただいた後、痛みはかなり減り、左斜め前に偏っていた重心も、正常な位置に戻り、咬み合わせの違和感も気にならなくなりました。たった一回の施術でこんなに効果が出るのは凄いと思います。今後も継続して施術してもらいにうかがいたいと思います。

K・Fさん　武蔵野市在住

ドクターより

転倒により左顔面を強打、某大学病院で受診。CTで頬骨の骨折を確認、手術の場合、跡が残る可能性があると説明を受けたそうです。とりあえず相談のため本院に来院されました。私にとって患部を触らずの骨折対応は初めての経験であり、頬骨に関連する手足の部位（手の橈骨、尺骨、鎖骨、足の距骨、踵骨等）の調整を行なったところ、思いかけず好結果を得ることができ、痛み軽減、骨の位置のズレのため異常となっていた咬合異常が楽になってきました。ついでに永らく気にしていた肘の異常も消失していたそうです。

受傷後六週間経過しましたが、手術不要になったそうです。

けったいな先生

私と松本先生の出会いはかれこれ七〜八年前、懇意にしていただいている先輩の紹介でした。松本先生はその先輩の同級生で、少々変わっているが患者を大事にするという人間性は請け負うとの言質と、東京人ながら阪大歯学部出ということが、大阪での単身赴任生活から戻って歯医者探しに困っていた私が躊躇せずにお世話になる決め手でした。もともと奇人、変人、腕はよくても人間性に難有りの仁多しという歯医者に対する個人的な偏見を持ち、野球は阪神、歯医者は阪大歯学部という大阪人の私にとって願ってもないお話でした。

少々変わっているという面は受診初日に判明、簡単な整体をチェックする歯医者さんは珍しくはないけれども整体用の診察台、簡易器具まで用意してあり、歯痛に加え肩肘に痛みを訴えた私に対し、いきなり整体施術が始まったのには少々面食らい、「えらいけったいなおもろい先生やなぁ」（関西人とっては一種の褒め言葉です）という印象でした。

最初の頃は先生の施術指示に適宜反応するのが難しく、思い通りにならないとご機嫌を損ねるのではないかと、正直、勝手に気遣う戸惑いも間々ありました。

しかし、三年前に庭の雑草刈りで親指付け根を痛め（指根管症候群と思われる）、第一関節が全く動かなくなり、無理に曲げようとしても激痛が走り、かつほとんど屈折しない事態に陥った際のことです。ほぼ二年弱、四つの整形外科医院、整骨院を転々としながら延べ約一三〇日通院したにもかかわらず改善はおろか効果の兆候さえも全く見い出せなかった時期、歯の治療にうかがい時間をかけた整体と咬み合わせ調整を先生に施していただくと、なんとなんと、何処でもピクリともしなかった親指がその施術時にのみほとんど痛みもなく自由に動かせるようになるのです。ただし、残念なことにその状態は一時間程度しか持続せず、数時間後には元通り石化してしまうものでした。だが、とある医院では外科手術の必要性もほのめかされた私にとっては、「体の歪みが根本原因であろう」という先生の診断と施術は、「この親指はまだ機能不全ではなく自然治療治癒が可能ではないか」という強い確信と希望を与えてくれるものでした。

その後、知り合いの医療従事者の紹介によるスポーツ整体鍼灸院にて、二か月間五回の腕への鍼と頸椎矯正治療で問題だった親指はほぼ完治した次第です。

その後も親指収まれば小指、肩と関節痛が廻る体調となり、その都度歯治療の度に先生のお世話になっております。先日も三日間続いた歯茎痛が入れ歯との咬み合わせ調整で瞬時に治癒、と同時に関節痛の軽減という〈歪み調整力〉とも言うべき治療に感嘆させられました。

最近は先生に対し自己催眠に陥っている気がしないわけでもありませ

んが、それは心地よいマリオネット化の気分とでも表現したきものです。治療の度に妙齢のご婦人の御身足ならいぎ知らず、ご高齢の歯医者である大先生が醜悪なる小輩の足裏までも跪いて施術して下さる「患者大事」のお姿には、憚りながら高いところから頭の下がる思いです。私にとっての〈けったいな先生〉は、今やかけがえのない〈もったいない先生〉なのです。

七寶健治さん　杉並区在住

ドクターより

歯医者なんだから指が痛いのは本来どうでも良いことなのですが、これは体の歪みのサインと捉えます。この歪みを改善出来ると口腔内も改善されてくるのです。

終わりに

歯科医になっていつの間にか五〇年を超えました。これまで一生懸命やってきたつもりですが、必ずしもいつも患者さんを一〇〇%満足させてあげられたわけではありません。反省すること大です。通法では対応できない部分があり、やむを得ないこととして、受け入れてきました。しかしながら、いつしか歯科治療を全身との関わりのなかで対応していくに従い、以前だと対応できなかった難症例が何とかなるケースが出てきました。そして普通だったらありえない奇跡的なことが起こり始めたので、そのことを同じ歯医者仲間に話してみたのですが、あまりにばかばかしいと聞いてもらえませんでした。更に理解してもらい難いことですが、本文にはところどころに〈遠隔治療〉の話も出てきます。こんな言葉が出てくるだけで、本を閉じられてしまうかもしれないと思い、載せるかどうか迷いましたが、ここが我が診療所で患者さんに時折通常ではあり得ない良い結果が起こる基盤になっている一部でもあるのであえて載せることにしました。

多人数が押し寄せる大病院や今までつながりのなかった、はじめて来院された患者さんにこれを求められても、とても無理ですが、薬や手術だけが医療ではないと思っています。信頼があれば偽薬効果は二五％と聞いたことがあります。遠隔治療は成立するのです。

一連の施術を私の中で「歯気歯気」ハキハキ治療と勝手に呼んでいます。「こんな信じられないことあるんだよね」と患者さんとふたりだけの認識に過ぎなかった事柄を体験してくれる患者さんが増えてくるに従い、更に多くの人にわかって欲しいと思うようになりました。そんななか四〇年来、患者さんとしてお付き合いいただいている篠原よしこさんから、「先生！　本書きなよ！　協力するよ！」と言っていただき、まさにスイッチを入れてくれたのだと思います。人生いくつになっても目的を持つべきだと思っていますが、そのきっかけをくれた彼女にとても感謝をしています。

改めて伝えたいのは、人は老化とともに体のあちこちに歪みが現れてくるということ。口のなかの処置に入る前に、まず体の歪みを正してから口のなかの対応をしたいと思います。口は体の一部であり単独に存在するものではないからです。

中国の武漢で発生したコロナは当初多くの人は自分たちには無関係と思っていました。しかしあっという間に全世界に拡散し、地球は丸ごと一体だということを改めて思い知らされました。今世界の各国は自国のことだけしか考えない傾向があるように思われます。しかし好む好まないにかかわらず、他国と関係を持たざるをえません。一国だけが良いというのはありえないのです。他の国も良くなって、結果自国も良くなるというのが正しい。人は個で生きてるわけではなく全体が良くなると個も良くなります。逆もあり得ます。

それと同様、口腔内が良くなると全身が良くなる、逆に全身が良くなると口腔内も良くなる、足の具合が悪いとそれが口腔内不正となって現れることだってあるのです。体は全体が有機的に結びついているのだから当然のことです。人体丸ごと一体、社会丸ごと一体、世界丸ごと一体、地球丸ごと一体、更に言えば宇宙丸ごと一体なのです。地球温暖化を含め人類は生きにくい方向に突き進んでいるように見えます。人はどんなに頑張っても大自然には逆らえません。人が地球全体のバランスを崩したら自然は人類を無視して地球全体のバランスを新たに取ることでしょう。

重力の面で見ても人は生まれてやがてバランスが取れるようになって立ち上がり、歩き行動するようになります。そして毎日の変化にその都度バランスをとりながら、歳をとり一生を過ごします。最後にバランスが取れなくなると立ち上がれなくなり、やがて寝たきりになり死んでいく。これもまた自然のことであり人類全体、地球規模でさらなるバランスをとっているということです。医療行為も人を死なない体にするものではありません。どんなにあがいても、死という大自然には逆らえない。

私が行なっている施術は今は全員に効果を上げられないかもしれません。半世紀前は東洋医学などほぼ認知されていませんでした。また歯科における咬み合わせ治療なども一般的ではなかったのです。しかしながら良いものはやがて認められます。今日までの変化を考えると、将来必ず日の目を見るに違いないと思います。なぜなら今までに体験した素晴らしい効果をあげられる人が多数いることは事実ですから。

治療に際して私はいつもその患者さんが「良くなって欲しい」と念じて対応しています、患者さんと一体感をもって仕事ができるとき、心から幸せを感じられ、何か昔より楽しく仕事をしている自分がいることを感じます。今頃になって面白い世界の入口に立ったような気がします、更に奥深い知らない世界にもうちょっと入ってみたいと思っています。

この職業は天職と感じています。こんなやり甲斐のある職業につかせてもらった両親に感謝しています。また出版にこぎつけていただいた三一書房の高秀美さん、エディターの角取明子さん、ありがとうございました。くじけそうになったとき、ふたりが強力にサポートしてくれました。

た。彼女らなくしてこの本の完成はありませんでした。そして診療所のスタッフ、患者の皆さんに改めて感謝いたします。

辞書で天職という言葉を引いたらvocationとありました。vocationとよく似ています。私にとって同じようなものかもしれません。マハトマ・ガンジーの言葉で「I live as if I would die tomorrow. I learn as if I would live forever.」この言葉をモットーとしています。

私はいつも上は見ません、前しか見ません。同じ位置にいるのは後退です。これからも毎日一ミリで良いから前に進みたいと思っています。

松本　正

二〇二一年一〇月

参考文献

伊藤修：ハンドトリートメント 日本ＰＩＡ療法学会出版部　１９８７

伊東聖鎬：筋肉反射応用治療学　Ｃ・Ｋ・学会学術出版部　１９８７

礒谷公良：礒谷療法 丸善株式会社　１９８４

三浦寛：操体法入門　医道の日本社　２００３

市波治人：顎偏位症　径書房　１９９２

西野皓三：気の発見　祥伝社　１９８９

大村恵昭：バイディジタルＯ－リング テストの実習　医道の日本社　２００４

伊東聖鎬：重心バランス軸調整療法　ＣＷ出版　２００７

伊東聖鎬：体内警報を知って自分で治す　知道出版　２０１１

伊東聖鎬：脳の情報を読む方法　ＣＷ出版　２００８

伊東聖鎬：自分で治せる！　歯医者で良くならない症状の原因は歯にはない　知道出版　２０１４

井村和男：驚異の「顔面骨」テクニック　現代書林　２０１２

井村和男：歯顎整体 ルネッサンス・アイ　２０１４

井村和男：癒道整体医学　たにぐち書店　２００７

井村和男：顔面頭蓋骨　なでしこ出版　２０１７

井村和男：癒道整体　たにぐち書店　２００８

野口晴哉：風邪の効用　全生社　１９６２

ライアル・ワトソン：生命潮流　工作舎　１９８２

著者略歴

松本 正（まつもと・ただし）

1944年、武蔵野市吉祥寺生まれ。私立武蔵高校、大阪大学歯学部、東京医科歯科大学大学院を経て、三菱商事診療所勤務。1974年吉祥寺で開業、現在に至る。歯学博士。

なにもしたくない歯医者
――削らない歯の治療をめざして

2021年11月24日　第１版第１刷発行

著　　者　松本 正
発 行 者　小番 伊佐夫
D　T　P　市川 九丸
装　　丁　Salt Peanuts
印刷製本　中央精版印刷
発 行 所　株式会社 三一書房
〒101-0051 東京都千代田区神田神保町3-1-6
電話　03-6268-9714
振替　00190-3-708251
Mail　info@31shobo.com
URL　https://31shobo.com/

ISBN978-4-380-21006-8 C0047
Printed in Japan
乱丁・落丁本はおとりかえいたします。
購入書店名を明記の上、三一書房まで。